Besuchen Sie uns im Internet:

www.glaubenssachen.de

Zu diesem Buch

Dieses Buch enthält Imaginationen, wie sie beim sogenannten *katathymen Bild-Erleben* (von griechisch *kata* = gemäß sowie *thymos* = Seele, Geist, Gemüt) entstehen. Hierbei handelt es sich um eine psychotherapeutische Methode, die den Zugang zum Unterbewusstsein erleichtern soll. Der Therapeut skizziert eine bestimmte Ausgangssituation und überlässt deren konkrete Ausgestaltung der Fantasie des Patienten. Dieser gleitet in einen Tagtraum. Es steigen Bilder und Vorgänge auf, deren symbolischer Gehalt während einer Nachbesprechung gedeutet wird. Um Derartiges zu erleben, muss man allerdings keinen Therapeuten aufsuchen, doch ohne dessen Hilfe wird man die betreffenden Fantasien nicht angemessen interpretieren können. Manche der in diesem Buch beschriebenen Imaginationen haben – zumindest auf den ersten Blick – keinen erkennbaren symbolischen Gehalt. Andere haben jedoch einen tieferen Sinn, den der Verfasser zwar nicht genau definieren, wohl aber spüren konnte. Doch auch unverstandene Symbole bilden in ihrer Summe eine ganz eigene, geheimnisvolle Sprache, die uns innerlich berührt. Sie ist die Sprache der Seele, der Religion und der Kunst.

Manfred von Glehn

DIE INSEL ESCONDIDA

IMAGINIERTE REISEN IN EINE VERBORGENE WELT

Mit 50 Illustrationen des Verfassers

Edition Steinkopf

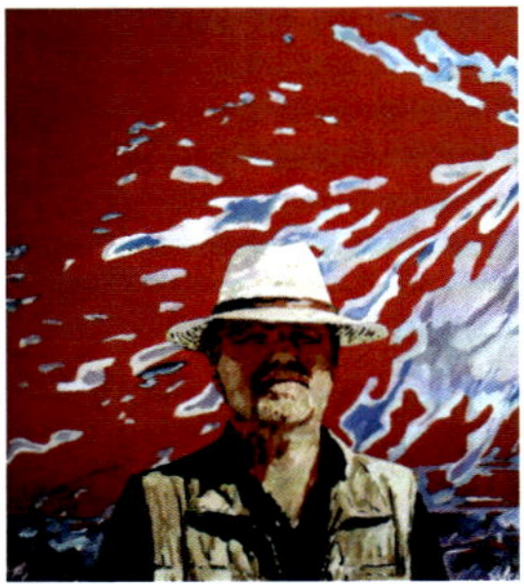

Der Autor lebt im Bayerischen Wald. Er ist in Brasilien aufgewachsen, hat in Deutschland Soziologie, Psychologie sowie Romanistik studiert, mit einer Dissertation über magische Religionen promoviert und sich mit einer Studie über die abhängige Entwicklung habilitiert. Er war in der wissenschaftlichen Politikberatung tätig. Seit 2003 ist er freischaffender Künstler und verfasst belletristische Literatur. Bei Steinkopf sind von ihm erschienen:

Briefe an den ungläubigen Thomas
Über Glauben und Glaubenszweifel
Die Krone der Schöpfung
Ein Epilog
Die letzte Reise der Cassandra
Hat Gott uns vergessen?
Der König im Luftschloss
Über Illusionen und die Macht der Wirklichkeit – Ein innerer Monolog
Stumme Begleiter
Über unsere Beziehung zu Dingen
Zuagroasde
2 Geschichten aus dem Bayerischen Wald
Jaguar online
Denkanstöße für ein Freies Kulturforum

Näheres auf den letzten Seiten und unter:
> www.glaubenssachen.de
> www.manfred-von-glehn.de
> www.manfred-von-glehn-galerie.eu

ISBN 978-3-87503-284-0

FSC-zertifiziertes Papier aus verantwortungsvollen Quellen

Cover: Evangelischer Presseverband Norddeutschland GmbH

Titelbild: Digitale Nachbearbeitung eines vom Verfasser gemalten Originals (Die Insel Escondida. Öl auf Leinwand, 100 x 80 cm)

INHALT

Vorwort

Beim Durchblättern eines Reiseprospekts bin ich im vergangenen Jahr auf das Angebot *Segeltour zu einer Trauminsel* gestoßen. Natürlich weiß ich, was eine *Trauminsel* in einem Reiseprospekt bedeutet. Solche Inseln meide ich. Aber irgendwie bin ich an dem Begriff hängen geblieben und habe ihn plötzlich wörtlich verstanden, nämlich als eine Segeltour zu einer Insel, die im Traum erscheint.

Da ich häufig sogenannte Tagesreste träume, habe ich für die folgenden Nächte einen entsprechenden Traum erwartet, aber er kam nicht. Stattdessen erschienen mir tagsüber für einen längeren Zeitraum innere Bilder. Manche waren statisch wie Fotos, andere bewegt wie kurze Filme. Dabei schien es mir, als sei der Ton abgeschaltet worden. Trotzdem konnte ich auf eine sonderbare Art hören, ähnlich vielleicht wie der taube Komponist Ludwig van Beethoven.

Die betreffenden Bilder und Filme waren meist in einem Gespinst von Gefühlen und begleitenden Gedanken eingepackt wie in einem Kokon. Ich habe sie erlebt, wenn der Alltag etwas entrückt war, zum Beispiel in der Mittagspause, beim Spazierengehen, während der Gartenarbeit, beim Malen oder im Halbschlaf. Solche Tagträume kann man auch während einer Meditation erleben. Sie sind weniger chaotisch und surreal als echte Träume, weil der Verstand dabei nicht völlig ausgeschaltet ist und die Fantasie – halb bewusst, halb unbewusst – auf das betreffende Sujet konzentriert bleibt.

Ähnliches geschieht beim sogenannten *katathymen Bild-Erleben* (von griechisch *kata* = gemäß sowie *thymos* = Seele, Geist, Gemüt). Hierbei handelt es sich um eine psychotherapeutische Methode, die den Zugang zum Unterbewusstsein erleichtern soll. Der Therapeut skizziert eine bestimmte Ausgangssituation und überlässt deren konkrete Ausgestaltung der Fantasie des Patienten. Dieser gleitet in einen Tagtraum. Es steigen Bilder und Vorgänge auf, deren symbolischer Gehalt während einer Nachbesprechung gedeutet wird. Auf diese Weise sollen unbewusste Anteile der Persönlichkeit ins Bewusstsein gehoben werden.

Ich bin kein Spezialist für Psychologie, Psychoanalyse, Psychotherapie und dergleichen, aber als gegenständlicher Maler bin ich ein Spezialist für imaginierte Bilder. Sie sind flüchtig. Wenn man sie sozusagen als Konserven erhalten möchte, muss man sie aufschreiben oder malen. Ich tue beides.

Manche der in diesem Buch enthaltenen Imaginationen haben – zumindest auf den ersten Blick – keinen erkennbaren symbolischen Gehalt und sind wohl eher spielerische Nebenprodukte der Fantasie. Andere haben jedoch einen tieferen Sinn, den ich zwar nicht genau definieren, aber spüren konnte. Auch nach der Fertigstellung des Manuskripts habe ich nicht versucht, die betreffenden Symbole zu deuten, weil ich dafür fachlich nicht qualifiziert bin. Trotzdem kann die Lektüre der aufgezeichneten Imaginationen bereichernd sein, denn selbst verschlüsselte und unverstandene Symbole bilden in ihrer Summe eine ganz eigene, geheimnisvolle Sprache, die uns innerlich unmittelbar berührt. Sie ist die Sprache der Seele, der Religion und der Kunst.

Bei den Illustrationen handelt es sich um Gemälde in Öl bzw. Kunstharz mit Tempera-Untermalung im Format 100 x 80 cm. Ich habe sie selber gemalt, aber eigentlich nicht für diesen Zweck. Doch während sich der Inhalt dieses Buches in meiner Fantasie entwickelt hat, sind die bereits früher imaginierten und gemalten Bilder ganz plastisch in mir aufgestiegen und haben sich stimmig in den Text eingefügt. Auch einige Textpassagen, die ich schon früher geschrieben habe und an die ich mich nur noch vage erinnern konnte, sind plötzlich wiederaufgetaucht und kamen mir vor wie Puzzle-Teile, die sich auf neue Art zusammengefügt haben.

Das vorliegende Buch entstand also nicht nach einem bestimmten Plan mit einer klaren Struktur, sondern ist das Ergebnis von Imaginationen rund um ein bestimmtes Thema. Ich habe sie aufmerksam wahrgenommen und gleich danach auf lose Blätter geschrieben.

Im Lauf der Zeit haben sich einige Details verändert, manche kamen neu hinzu, und einzelne Motive erschienen immer wieder in unterschiedlichen Varianten. Aber nach ungefähr zwei Monaten war das Thema offenbar abgearbeitet, denn die betreffenden Imaginationen hörten auf.

Nun habe ich die handschriftlichen Notizen auseinandergeschnitten, thematisch sortiert, in eine vernünftige Reihenfolge gebracht und durch verbindende Einschübe ergänzt, sodass ein zusammenhängender Text entstanden ist. Er hat allerdings keine durchgehende Handlung wie ein Roman und keinen sonstigen roten Faden, sondern besteht aus einzelnen Szenen, die zusammen an eine Collage oder ein Tagebuch erinnern. Einige Sachverhalte, die vielleicht nicht allgemein bekannt sind, habe ich nachträglich erläutert. Zuletzt habe ich die Illustrationen an den passenden Stellen eingefügt.

Falls Sie selber eine Reise in die geheimnisvolle Welt des Unbewussten unternehmen möchten, müssen Sie sich nicht gleich zu einem Psychotherapeuten begeben, denn Sie können diese Reise sofort antreten. Setzen Sie sich in einen bequemen Sessel und schließen die Augen. Konzentrieren Sie sich auf die Atmung. Atmen Sie bewusst ein und tief aus. Nach und nach werden Sie ruhig und entspannt. Der Alltag verblasst wie eine weit zurückliegende Erinnerung. Der Körper wird schwer und warm, nach einiger Zeit spüren Sie ihn gar nicht mehr.

Ihr Geist ist nun ganz frei und kann wie ein Vogel überall hinfliegen. Wenn Sie wollen, unternehmen Sie jetzt auch eine *Segeltour zu einer Trauminsel*. Beginnen Sie an einem Hafen und gehen Sie an Bord. Erzwingen Sie nichts, aber lassen Sie sich auch nicht von anderen Gedanken ablenken. Das Schiff legt ab. Seien Sie aufmerksam für alles, was Sie ab jetzt sehen und erleben. Vielleicht entdecken Sie eine Insel, die noch niemand vor Ihnen betreten hat. Falls die Insel Escondida in der Nähe liegt, kommen Sie gerne vorbei. Ich freue mich immer über netten Besuch.

Manfred von Glehn

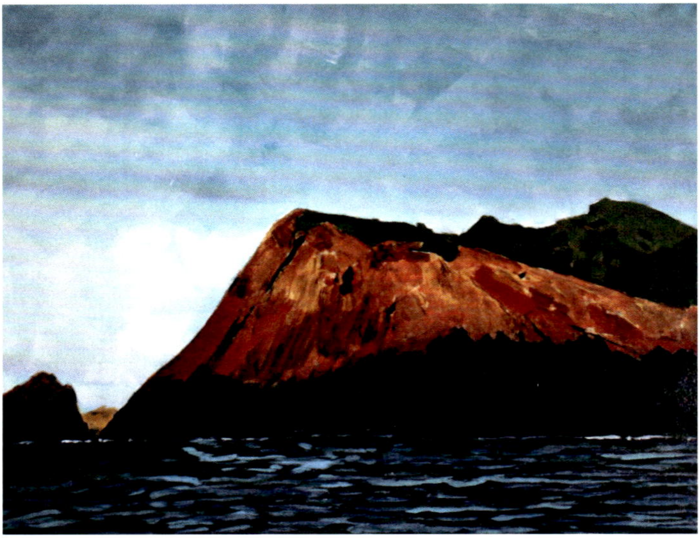

Die Insel Escondida

1. Heimkehr

Als Kapitän des alten Frachtseglers *Pythia* fahre ich regelmäßig alle Häfen an der Küste von Externa ab.

Externa ist ein großes Land – vielleicht sogar ein ganzer Kontinent. Niemand weiß das genau. Auch ich kenne nur die Küste. Sie liegt von See aus betrachtet im Osten und ist ungefähr 600 Seemeilen lang. Der Hafen, in dem die *Pythia* registriert ist, heißt Mania. Diese kleine Stadt ist mein sogenannter Heimathafen, Aber meine wirkliche Heimat ist sie nicht.

Heute früh sind wir in Mania ausgelaufen. Es ist sonnig und warm. Wir befinden uns mitten auf dem dunkelblauen, tiefen und geheimnisvollen Meer. Über uns wölbt sich der Himmel wie eine riesige Glasglocke.

Ich fühle mich ruhig und entspannt. Neben mir stehen drei weitere Personen auf der Brücke: der Erste Offizier, der Segeloffizier und der Schiffsarzt. Zur Besatzung gehören noch acht Matrosen. Diese sieht man nur selten, denn sie arbeiten meist unter Deck, bei Tag und bei Nacht, wie die Heinzelmännchen.

Wir fahren zu einer Insel, die ich vor vielen Jahren entdeckt habe. Sie liegt 230 Seemeilen von Mania entfernt. Dafür brauchen wir unter Segeln etwa einen Tag und eine Nacht. Wenn wir schwachen oder ungünstigen Wind haben, kann es länger dauern, aber manchmal geht es auch etwas flotter. Heute haben wir halben, das heißt seitlichen Wind von Backbord und Windstärke 4. Zum Segeln geradezu ideal.

Ich habe die betreffende Insel auf den Namen *Escondida* getauft. Sie ist auf keiner Seekarte verzeichnet, weil sie meistens unsichtbar ist. Als ich sie entdeckt habe, war sie jedoch gut sichtbar. Ich bin ganz nahe an sie herangefahren, und plötzlich war sie verschwunden. Zunächst habe ich an eine Fata Morgana gedacht, aber am nächsten Tag war sie wieder da. Ich bin erneut ganz nah herangefahren, habe ein Beiboot klargemacht und bin bis zur Küste gerudert. Dort habe ich einige Steine eingesammelt und mitgenommen. Wenig später war die Insel wieder verschwunden, aber die Steine lagen noch in meinem Boot. Es handelte sich also keineswegs um eine Fata Morgana, sondern um eine reale Insel, die manchmal unsichtbar ist.

Ich kann sie jedoch sichtbar machen. Wenn wir auf die unsichtbare Insel zufahren, rufe ich: 'Escondida, zeige dich!' Dann erscheint sie am Horizont. Von Weitem sieht sie aus wie eine verzauberte Burg mit roten Mauern, die steil ins Meer abfallen.

Mit dem Schiff kann man nirgends anlegen. Man kann die Insel nur betreten, wenn man weiß, dass es am südlichen Ende einen verborgenen Zugang zu einer großen Lagune gibt. Diesen sieht man allerdings nicht, denn er ist von einer hohen Felswand versperrt.

Die Lagune ist mit dem Meer durch eine tiefe Rinne verbunden, die unter der Felswand liegt. Als ich zum ersten Mal mit dem Ruderboot dorthin kam, dachte ich an das Märchen *Ali Baba und die 40 Räuber* aus *Tausendundeine Nacht*. Darin wird erzählt, wie Ali Baba ein geschlossenes Felsentor öffnet, indem er den Zauberspruch sagt: 'Sesam, öffne dich!' Dasselbe habe ich im Spaß auch probiert und laut gerufen: 'Escondida, öffne dich!' Und so geschah es tatsächlich: Die Felswand öffnete sich zu einem schmalen Spalt, durch den mein kleines Boot gerade hindurchpasste. Niemand außer mir weiß, wie man die Felswand öffnet.

Von außen wirkt die Insel karg und abweisend, aber innen liegt ein verborgenes Paradies mit großen Bäumen, ausladenden Sträuchern, üppigen Blumen, zwitschernden Vögeln und bunten Schmetterlingen. In der Lagune schwimmen glitzernde Fische. Hier lebe ich mit zwei Frauen, einem Mann und einem kleinen Jungen. Ich bin als Schiffskapitän ziemlich viel unterwegs, aber diese Personen verlassen die Insel nur selten.

Die eine Frau heißt Amanda und sieht aus, als wäre sie 30 Jahre alt. Die andere heißt Sophia und ist vielleicht 60. Beide Frauen sehen sich ähnlich. Sie tragen meist leichte, lange Strandkleider und Sandalen mit dünnen Riemen.

Amanda interessiert sich für alles, was schön ist. Das passt gut zu ihr, denn sie ist selber schön. Als ich sie kennenlernte, waren unsere Blicke wie Berührungen. Sie hat in mir Gefühle geweckt, die ich noch nicht kannte. In ihren Haaren verfing sich das Licht. Der Wind summte um uns herum wie eine Melodie aus Sehnsucht und Träumen. Die junge Liebe ist kostbar und zerbrechlich, aber nie abwartend, sondern unruhig und drängend. Und sie ist kompliziert, denn es ist schwierig, die Gefühle zwischen verschiedenen Menschen, die einem nahestehen, gerecht zu verteilen. Aber sie sind nicht nur schwierig zu verteilen, sondern auch flüchtig, ähnlich wie jene seltenen Isotope, die nur Sekundenbruchteile existieren, bevor sie wieder zerfallen.

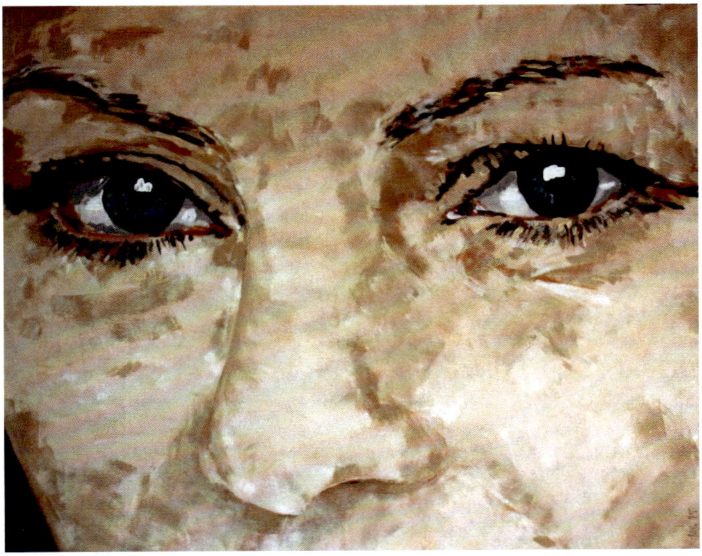

Amanda

Sophia liest viel und ist sehr gebildet, aber das lässt sie sich nicht anmerken. Wenn man sie fragt, wozu die ganze Bildung gut sein soll, antwortet sie ungefähr so:

'Viele Menschen interessieren sich nur für das, was ihre eigenen Lebensumstände betrifft. Andere blicken darüber hinaus und spezialisieren sich auf ein kleines Gebiet. Dadurch wissen sie viel über wenig. Bei mir ist es umgekehrt, denn ich interessiere mich für alles Mögliche und weiß deshalb wenig über viel.

Ein einzelner Mensch kann während seiner kurzen Lebenszeit nur minimal zum bereits bestehenden Wissen beitragen, aber alle menschlichen Gehirne zusammen funktionieren wie vernetzte Computer und produzieren ständig riesige Mengen neuer Daten. Unser heutiges Problem besteht allerdings weniger darin, immer mehr Spezialwissen anzuhäufen, als darin, alle Teile dieses großen Puzzles zu einem realistischen Weltbild zusammenzufügen.

Dabei spielen nicht nur jene Wissensgebiete eine Rolle, die logisch und empirisch strukturiert sind – wie die Naturwissenschaften –, sondern auch alle Arten nicht-rationaler Erkenntnis.

Nicht-rational bedeutet etwas anderes als irrational. Wenn ein bestimmtes Sujet eine rationale Struktur hat, aber unter Missachtung der Rationalität analysiert und bewertet wird, dann ist das irrational. Nicht-rational meint hingegen, dass viele Bereiche der Wirklichkeit anders als unser rationaler Verstand strukturiert sind und einen jeweils spezifischen Zugang erfordern – zum Beispiel in manchen Bereichen der Geisteswissenschaften, vor allem aber in allen Künsten und allen Religionen. Doch wie soll man das alles zusammenfügen? Das können wir nicht – noch nicht oder vielleicht auch nie. Aber wir müssen es immer wieder versuchen, denn die Wirklichkeit ist eine Einheit, von der wir lediglich einzelne und zum Teil widersprüchliche Facetten wahrnehmen.'

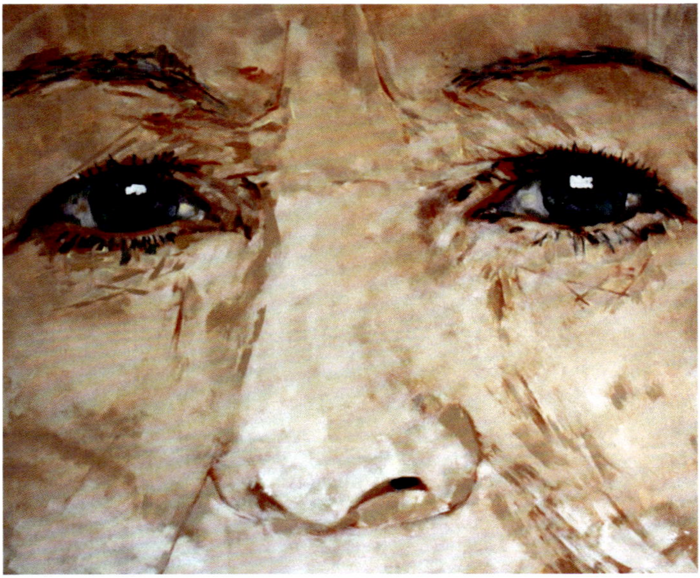

Sophia

Der Mann sieht aus, als wäre er etwa 70 Jahre alt. Er hat einen italienischen Vornamen: Fabrizio. Aber er ist kein Italiener. Über seine Herkunft sagt er nicht viel. Er redet generell nicht viel. Er ist ein stiller, freundlicher, weiser und spiritueller Mann, der viel weiß und handwerklich sehr geschickt ist.

Sein Name Fabrizio passt gut zu ihm, denn er leitet sich vom lateinischen *Fabricius* ab und bezeichnet einen Mann, der etwas herstellt bzw. *fabriziert*, also ein Handwerker ist. Fabrizio kümmert sich um die Werkstatt und die gesamte bauliche sowie technische Infrastruktur. Er arbeitet viel – bei jedem Wetter.

Wenn er nicht arbeitet, hält es sich meistens in seinem sogenannten *Kloster* auf. Dabei handelt es sich um ein kleines Gebäude mit trocken aufgeschichteten Steinmauern, das an eine mediterrane Schäferhütte erinnert. Es steht auf einem Felsplateau direkt unterhalb einer Kapelle, die wir uns später ansehen werden.

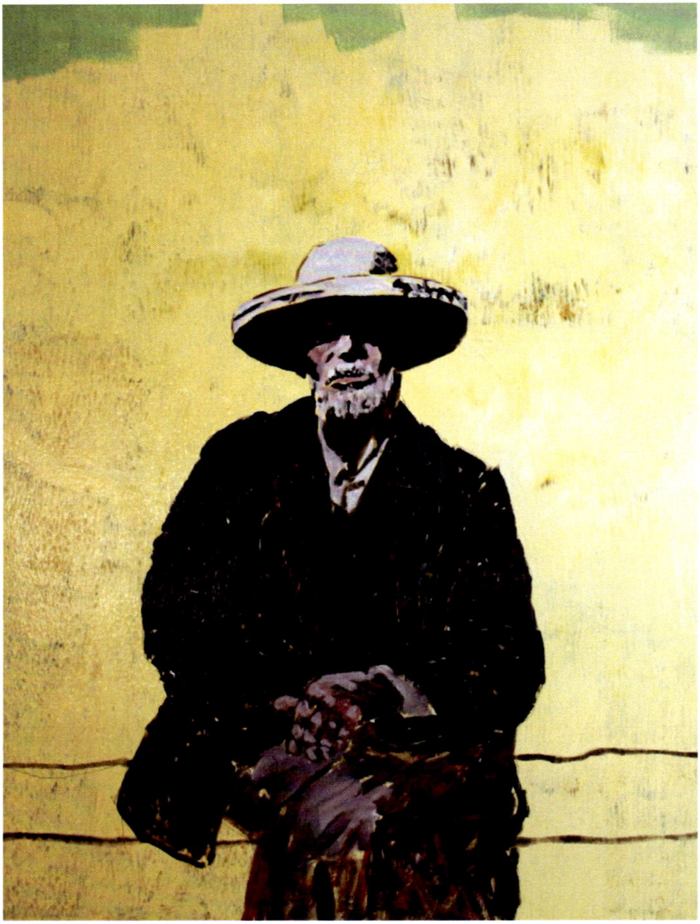

Fabrizio

Der kleine Junge heißt Mats. Er ist 3 Jahre alt, wirkt oft ein wenig traurig und spielt meist mit einem lustigen Hund, der Alberich heißt.

Ich selber bin ungefähr 40 Jahre alt. Ganz genau weiß ich das nicht. Das Alter spielt bei uns keine Rolle, denn körperlich altern wir nicht mehr. Die Zeit vergeht und alles altert, wir jedoch nicht. Wir bleiben immer, wie wir jetzt sind.

Eine klare Arbeitsteilung gibt es bei uns nicht, aber die beiden Frauen sind vor allem für Garten und Haustiere zuständig. Neben Salat und Gemüse produzieren sie Käse, Wein, Honig und Olivenöl. Außerdem backen sie Brot.

Mats kümmert sich nicht nur um den kleinen Hund, sondern auch um den Schwan Helmut. Der hat einen gebrochenen Flügel und kann nicht mehr fliegen. Ich habe ihn von Mania hierher gebracht. Er ist zahm und trägt den kleinen Hund manchmal über die Lagune. Sie ist umgeben von weißem Sandstrand. Von dort steigt die Landschaft nach allen Seiten an bis hin zu den Klippen, die ca. 200 m hoch sind.

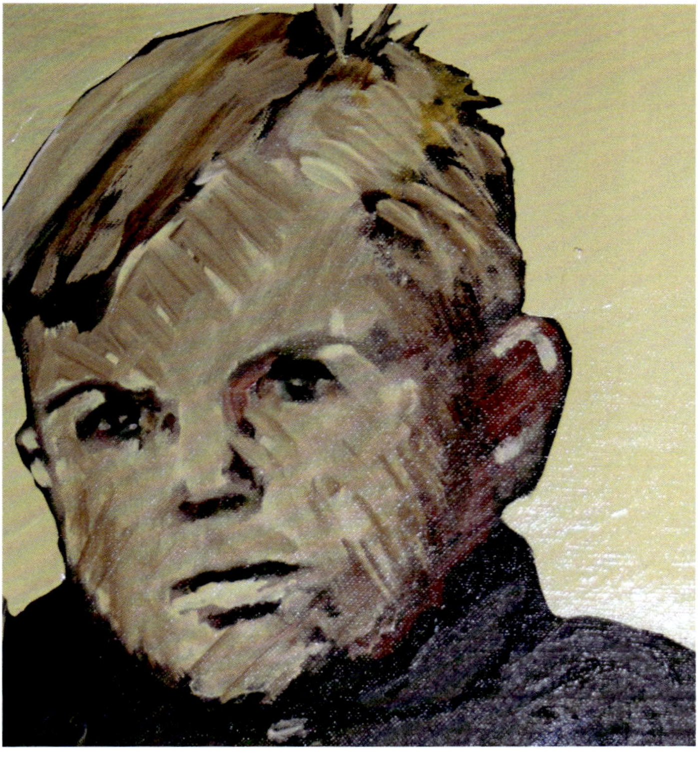

Mats

An der westlichen Seite der Insel entspringt eine Quelle. Sie speist einen Bach, der sich wie eine silberne Natter nach Norden windet und in die Lagune mündet. Zu beiden Seiten des Baches haben wir einen großen Garten angelegt, in dem wir Obst und Gemüse anbauen. Etwas darüber liegt ein kleiner Weinberg und daneben ein Olivenhain, wo wir Hühner und Schafe halten. Alle Nahrungsmittel, die wir zum Leben benötigen, erzeugen wir selbst. Aber gelegentlich bringe ich mit dem Schiff auch andere Nahrungsmittel mit, doch die sind im Grunde Luxus, den wir nicht wirklich brauchen.

Dort, wo der Bach in die Lagune mündet, steht ein schöner, hölzerner Bungalow zwischen alten Bäumen und flüsternden Gräsern. Fabrizio hat ihn ganz alleine gebaut. Rundherum sind große, offene Türen. Leichte weiße Vorhänge bewegen sich mit der angenehmen Brise, die ständig über die Lagune weht. Vor dem Haus liegt eine schattige Terrasse unter einem luftigen Schilfdach, das stets ein wenig raschelt und knistert. Wenn man von hier zum Strand blickt, sieht man zwei Tamarisken, die direkt am Wasser stehen und mit ihren knorrigen Ästen in den Himmel greifen – ein Bild sparsamer Schönheit, das an einen japanischen Holzschnitt erinnert.

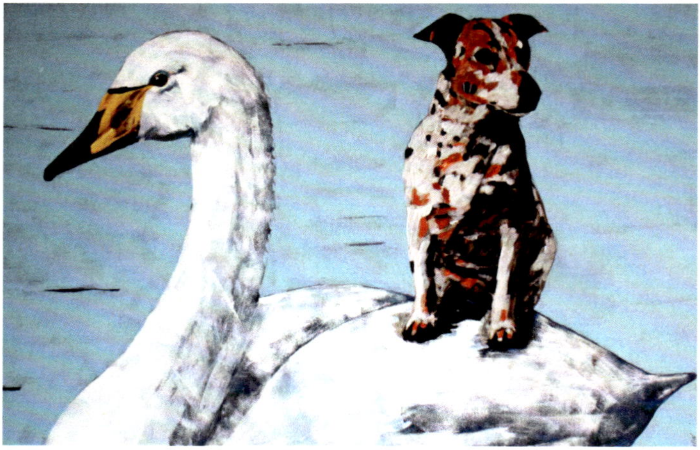

Schwan Helmut und der kleine Hund Alberich

Hinter dem Bungalow – zur Bergseite hin – befinden sich zwei Schuppen. Auf der vorderen Seite – zur Lagune hin – steht ein Pavillon, in dem unsere Küche untergebracht ist. Die beiden Schuppen und den Pavillon sehen wir uns später an. An der östlichen Seite des Bungalows beginnt ein langer Fußweg, der zu den hohen Klippen an der Küste führt. Ganz oben steht die bereits erwähnte Kapelle, etwas unterhalb davon Fabrizios *Kloster*.

Jetzt bin ich aber noch auf dem Schiff. Wir sind einen Tag und eine Nacht gesegelt. Am frühen Morgen sind wir unterhalb der östlichen Klippen vor Anker gegangen. Dafür mussten wir ziemlich nah an die Küste heranfahren, weil die Wassertiefe im Umkreis einer Seemeile bereits über 1000 m beträgt. Kleine Schiffe können nur bis zu einer maximalen Wassertiefe von 50 m ankern. Das klingt überraschend, hat aber einen ganz einfachen Grund:

Wenn man die Wassertiefe ungefähr x 5 multipliziert, bekommt man die Länge der Ankerkette, die auf dem Grund liegen sollte. Sie trägt wesentlich zur Stabilität des Ankers bei. Bei einer Wassertiefe von 50 m bräuchte man also eine Kettenlänge von 50 + 50 x 5 m, das heißt von insgesamt 300 m. Eine derart lange Kette muss sehr dick sein und wiegt ungefähr 10 Tonnen. Hinzu kommt der Anker, der ebenfalls mehrere Tonnen wiegen kann.

Der Bug meines Frachtseglers würde unter einem derartigen Gewicht so schwer, dass das Schiff kaum noch zu manövrieren wäre. Besonders die Fahrt am Wind wäre riskant, denn der Bug könnte in eine entgegenkommende Welle stechen, mit fatalen Folgen. Das Gewicht würde überdies die Ladungskapazität verringern. Daher ist die Kette von meinem Schiff bloß 100 m lang und recht dünn, die Kettenglieder haben einen Durchmesser von nur 15 mm. Trotzdem wiegt die Kette zusammen mit dem Anker ca. eine Tonne. Obwohl wir also ständig eine Tonne Eisen transportieren, können wir nur bis zu einer Wassertiefe von ungefähr 20 m ankern.

Tagsüber haben wir die üblichen Arbeiten an Deck verrichtet. Auf einem Schiff gibt es immer etwas zu tun. Nun umfängt uns eine schöne, warme Nacht. Die Sterne spiegeln sich im schwarzen Wasser und es scheint, als würde der Himmel tief ins Meer hinunterreichen.

Am nächsten Morgen mache ich das Beiboot klar. Es ist ein schönes und schmales Ruderboot, das ich in *Margese* gekauft habe. Am Bug steht *RV102*, aber ich wusste lange nicht, was RV bedeutet. Ich habe im Internet nachgesehen. Das Ergebnis war: *Recreational Vehicle, Rentenversicherung, Radio Vatikan, Reichsverfassung, Rückflussverhinderer*. Die meisten Recherchen im Internet hinterlassen bei mir ein Gefühl der Ratlosigkeit. Später habe ich erfahren, was RV bedeutet: Das Boot war früher in Rivona registriert und gehörte einem Fischer, der es aus Altersgründen verkauft hat. Rivona liegt etwa 20 Seemeilen nördlich von Margese.

Ich packe einige Werkzeuge und Lebensmittel ein und rudere bis zur südlichen Felswand. Ich rufe: 'Escondida, öffne dich!' Ein schmaler Spalt öffnet sich. Die Durchfahrt ist so eng, dass ich die Ruder einholen muss, damit ich das Boot mit den Händen an der glatten Wand entlangschieben kann.

Schließlich lege ich am Steg direkt vor dem Bungalow an. Wir begrüßen uns und laden die Sachen aus. Dann kochen wir im Pavillon, und zwar auf einem alten Herd, der mit Holz beheizt wird. Auf einem solchen Herd hat meine Großmutter 60 Jahre lang gekocht. Seit wir ihn haben, wundere ich mich, dass solche Herde heutzutage nicht mehr benutzt werden, denn sie sind aufgrund ihrer unterschiedlichen Temperaturzonen sehr praktisch und funktionieren darüber hinaus mit erneuerbarer Energie.

Nach der Mittagspause arbeiten wir im Garten, bis es Abend wird. Dann wollen wir zur kleinen Kapelle hinaufgehen. Den steilen Pfad zum Himmel kann man nur zu Fuß gehen, das heißt aus eigener Kraft und ganz langsam. Dieser Satz würde woanders wahrscheinlich ziemlich überspannt klingen, hier aber nicht.

Der Pfad beginnt neben dem Bungalow. Dort steht ein blühender Baum. Würde man ihn ausgraben und die Wurzeln sauber auswaschen, könnte man sehen, dass die Wurzeln ähnlich aussehen wie die Äste. Doch sie wachsen in entgegengesetzte Richtung. Vom Baum sieht man nur das, was aus der Erde ragt und dem Himmel entgegenwächst, aber man sieht nicht das geheimnisvolle Leben unter der Erde. Es ist ein stilles und geduldiges Wachstum.

Unter dem blühenden Baum liegen einige goldene Äpfel. Das ganze Ensemble ist ein starkes Symbol. Aber ein Symbol wofür? Wir wissen es nicht und denken darüber auch nicht länger nach. Wir nehmen das Bild einfach in uns auf und gehen weiter zu einer großen Wiese. Dort fühlen wir uns umgeben von den alltäglichen Wundern der Schöpfung. Das sind wir zwar immer, doch die Gewohnheit stumpft ab und man muss von Zeit zu Zeit daran erinnert werden.

Es scheint, als würde sich eine große geheimnisvolle Macht in die Welt hauchen, damit wir sie erkennen. Hunderte bunte Schmetterlinge flattern um uns herum. Einige setzen sich auf unsere Schultern und schließen die Flügel. Die Unterseite hat feine silberne Muster. Mitten auf der Wiese stehen einige Hirsche. Ich finde die ganze Szene extrem kitschig und muss ein wenig schmunzeln, weil ich denke, dass sogar die Natur manchmal bis an die Grenze des guten Geschmacks geht.

Hinter der Wiese beginnt ein Wald, den wir *Zauberwald* nennen. Er ist voll fremdartiger Geräusche. Kleine Schatten huschen zwischen den Bäumen hin und her. An den Ästen hängen schlafende Fledermäuse. Es sind die Seelen Verstorbener, die hier auf eine neue Inkarnation warten. In den dunklen Baumkronen funkeln Glühwürmchen wie Sterne in der Nacht. Mitten im Wald ist eine große, runde Lichtung, in deren Mitte eine alte Linde steht. Genau unter ihr liegt ein verborgener Goldschatz. Wir können ihn zwar nicht sehen, aber wir wissen, dass er sich dort befindet. Ausgraben werden wir ihn allerdings nicht. Fabrizio sagt: 'Gold ist heilig, doch in den Händen von Menschen bringt es Unglück.'

Der Zauberwald endet an einer ziemlich steilen Almwiese. Von hier sieht man bereits ganz oben Fabrizios *Kloster* und gleich darüber die kleine weiße Kapelle. Unter unseren Füßen spüren wir die Last der Vergangenheit. Sie besteht aus Milliarden Jahren, die wie Sedimente übereinandergeschichtet sind. Wir selber fühlen uns jedoch ganz leicht und auf eigenartige Weise verwandelt. Auf unserer Haut liegt ein feiner, perlmuttartiger Glanz.

Dann erreichen wir das flache Felsplateau, auf dem das *Kloster* steht. Bisher war es immer verschlossen, aber heute ist es geöffnet. Neugierig schaue ich hinein. Das ganze Gebäude besteht nur aus einem einzigen leeren Raum. Lediglich eine Bastmatte liegt auf dem Boden. Außen an der Hauswand steht eine Bank. Von dort hat man einen wunderbaren Blick über die ganze Caldera. In der Mitte liegt die türkisfarbene Lagune, etwas daneben unser Haus. Fabrizio sagt, sein *Kloster* stehe an einem heiligen Ort. Wenn er hier abends auf der Bank sitze, den Sonnenuntergang betrachte und langsam den Sternenhimmel aufblinken sehe, dann fühle er, dass die Menschen Geistwesen auf einer unendlichen Reise durch die Ewigkeit seien.

Gleich neben dem *Kloster* beginnt eine steile Treppe, die auf den schmalen Grat führt. Dahinter fällt eine 200 m hohe Felswand fast senkrecht ins Meer. Wenn man nach links geht, kommt man zu einem Sarkophag. Und wenn man nach rechts geht, steht man plötzlich vor einer weiß gekalkten Kapelle.

Während wir langsam die steile Treppe hinaufsteigen, stürmt Mats mit dem kleinen Hund vorneweg. Mats lacht, und der kleine Hund springt fröhlich um ihn herum. Oben laufen beide nach links – zum Sarkophag. Er besteht aus weißem Marmor. Die Deckplatte ist etwas verrutscht. Mats beugt sich neugierig über einen schmalen Spalt und schaut hinein. Plötzlich wendet er sich mit weit aufgerissenen Augen ab und will schreien, bekommt aber keinen Ton heraus. Der kleine Hund winselt und stupst ihn mit der Schnauze an. Ich laufe schnell hin und nehme Mats auf den Arm.

Wir wissen, was sich im Sarkophag befindet, sprechen jedoch nie darüber. Ich trage Mats zur Terrasse vor der Kapelle. Dort setze ich mich mit ihm auf eine Bank. Er ist kreidebleich und sagt nichts. Er ist ganz nach innen gekehrt – ein sonderbarer Kontrast zum großen Panorama, das uns umgibt. Denn hier weitet sich der Blick über die Insel und über das Meer in allen Richtungen. Mein Schiff ist nur noch ein kleiner dunkler Punkt auf einer glitzernden Fläche, die wie ein riesiger Spiegel waagrecht unter dem Himmel liegt. Die Stimmung ist ganz unwirklich – wie im Märchen. Ich fühle mich als Teil einer großen, stillen Welt. Während meine Ahnungen durch die Wirklichkeit schweben, fließt die Zeit gleichmäßig in die Ewigkeit. Ich werde von ihr berührt, aber gleichzeitig bin ich ganz im Hier und Jetzt, denn Mats sitzt wie erstarrt neben mir.

Nach einer Weile stehen wir auf. Ich nehme Mats bei der Hand und wir gehen in die Kapelle. Der Raum ist erfüllt von einem reinen, weißen und warmen Licht, das nicht von außen und auch nicht von einer Lampe kommt, sondern frei im Raum schwebt – wie ein großer Kugelblitz. Als wir nachts auf die Insel zugefahren sind, hat dieses Licht durch die Fenster gestrahlt. Die kleine Kapelle hat dabei ausgesehen wie ein Leuchtturm.

Was kann man über dieses Licht sagen? Nichts Verlässliches jedenfalls. Ich kann nur raten. Ich stelle mir vor, dass es ein winziger Teil jener allumfassenden Energie ist, die das gesamte Universum durchdringt und gestaltet. Wenn man in die Materie eindringt und bis in den subatomaren Bereich vorstößt, stellt man fest, dass es gar keine Materie gibt, sondern lediglich Energie. Sie kann sich – aber nur scheinbar – zu Materie verdichten, bleibt jedoch immer körperlose Energie. Insofern bestehen auch wir Menschen nur scheinbar aus Materie. Tatsächlich bestehen wir aus derselben Energie, die sämtliche Materie und alles Leben erschaffen hat.

Inzwischen sind auch Sophia, Amanda und Fabrizio in die Kapelle gekommen. Mats hat sich von seinem Schrecken ein wenig erholt. Wir bilden einen Kreis, haben die Augen geschlossen und werden von heilsamen Schwingungen durchströmt. Alle negativen Erinnerungen, Gedanken und Gefühle lösen sich auf. Wir sind erfüllt von einem Gefühl tiefer Ruhe und Harmonie. Mats geht etwas wackelig hinaus und umarmt den kleinen Hund.

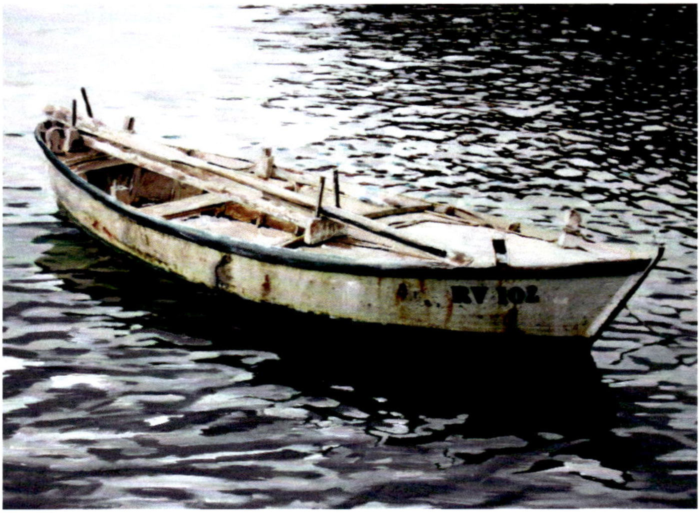

Mein Boot in der Lagune

Auf dem Rückweg bleibt Fabrizio im *Kloster*. Mats geht mit einigem Abstand hinter uns. Er wirkt immer noch ernst und traurig. Der kleine Hund läuft neben ihm. Inzwischen ist es dunkel geworden. Der Mond scheint geduldig auf uns herab. Die Stimmung ist eigenartig. Die Zeit scheint still zu stehen.

An der Lagune verabschiede ich mich, mache das Boot klar und rudere zum Schiff. Es ist unsere Verbindung zur Außenwelt. Wir leben in einem geschützten Raum, doch der Sinn des Lebens besteht für uns nicht darin, dass wir uns völlig isolieren und den ganzen Tag mit spiritueller Nabelschau verbringen. Oder etwas in dieser Art. Es gibt ja viele sonderbare Varianten von Autismus. Wir halten also ganz bewusst eine Verbindung zur Außenwelt, aber in Maßen.

Ich gehe an Bord und lege mich in eine Hängematte. Ist es nicht eigenartig, dass man jede Nacht in eine stundenlange Ohnmacht fällt?

Am nächsten Morgen segeln wir wieder nach Mania. Aber so oft es geht, kehre ich zur Insel Escondida zurück. Sie ist meine Heimat.

2. Externa, Mania, Fiktiva und Margese

Die Insel Escondida liegt einsam im Meer. In einem großen Umkreis gibt es keine weiteren Inseln. Das nächstgelegene Land ist die Küste von Externa – in einer Entfernung von ca. 230 Seemeilen, also etwas mehr als 400 km. Dort liegen mehrere Häfen mit geschäftigem Treiben und den üblichen Ambivalenzen des Fortschritts.

Die Welt, die der Mensch für sich geschaffen hat, ist ihm nicht gemäß, denn sie steht im Konflikt mit seiner Natur. Als er aus dem Paradies vertrieben wurde, hat er dort seine Seele zurückgelassen, und nur dort kann er sie wiederfinden. Aber er findet sie nicht in seinen lauten Städten, in seinen dunklen Wohnungen, in seinen sterilen Gärten, in seinen lauten Fabriken, in seinen verschandelten Landschaften und in seinen geschmacklosen Friedhöfen.

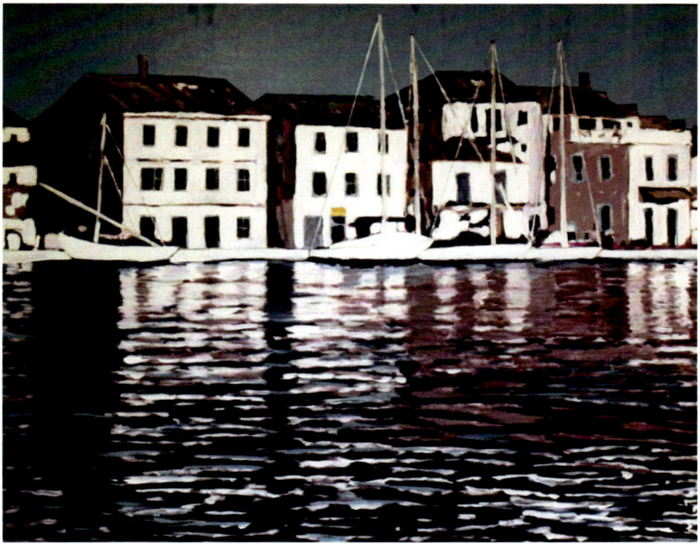

Der Hafen von Mania

Der Hafen, den wir zumeist anlaufen, heißt *Mania*. Aus der Entfernung erinnern die Häuser hinter der Mole an weiße Würfel, die ans Ufer geworfen wurden. Rechts und links neben der Mole beginnt je ein Kanal. Mit langen dunklen Armen greift das Meer in die Stadt.

Meist laufen wir frühmorgens ein, um auf dem Markt einzukaufen oder selber Nahrungsmittel von unserer Insel zu verkaufen. Zu dieser Zeit kommen auch die Fischer und bringen den Fang der vergangenen Nacht: Krebse, Krabben und Fische mit offenen Kiemen – tote Grüße aus dem Meer. Auch die Gedanken sind tot, wenn sie ans Licht kommen: dem großen Geist geraubt für die Bratpfanne. Aber viele Fische leben noch. Das glitzernde, zappelnde Leben in großen Körben zeigt seine größte Vitalität erst kurz vor dem Tod. Obwohl der Vergleich schräg ist, denke ich an früh verstorbene deutsche Romantiker, deren Jugend übermächtigen Gefühlen nicht standhielt. So sagt man jedenfalls. Aber oft waren die Ursachen ihres frühen Todes ganz banal: Tuberkulose, Ruhr, Cholera, Syphilis usw.

Die groben Hände der Fischer scheinen so wenig für die Liebe, die Schönheit und die Künste geeignet zu sein, dass ich mich darüber wundere, wie dieses Volk vor langer Zeit eine wunderbare, vielfältige, gehaltvolle und spirituelle Kultur hervorbringen konnte.

Hinter dem Hafen stehen große, düstere Häuser. In ihnen wohnen die meisten Bürger von Mania. Die negative Energie dieser Gebäude verkrüppelt ihre Seelen. Sie sitzen im Alltag fest, und ihr Leben vertrocknet in einem Netz von Vorschriften und Verboten. Tag für Tag entrückt ihre Kindheit, ihre Träume fliegen davon wie Luftballons, und sie quetschen ihr sogenanntes Leben zwischen Arbeit und Schlaf. Diese Häuser sind Brutstätten für Depressionen, Albträume, Perversionen. Heimtücke und Gewalt.

Alles soll schneller werden. Aber warum eigentlich? Das Leben könnte so schön und einfach sein, doch viele Menschen denken ständig darüber nach, wie man es hässlicher und komplizierter machen kann. Und in den Fabriken kann man beobachten, wie die Menschen den Maschinen immer ähnlicher werden.

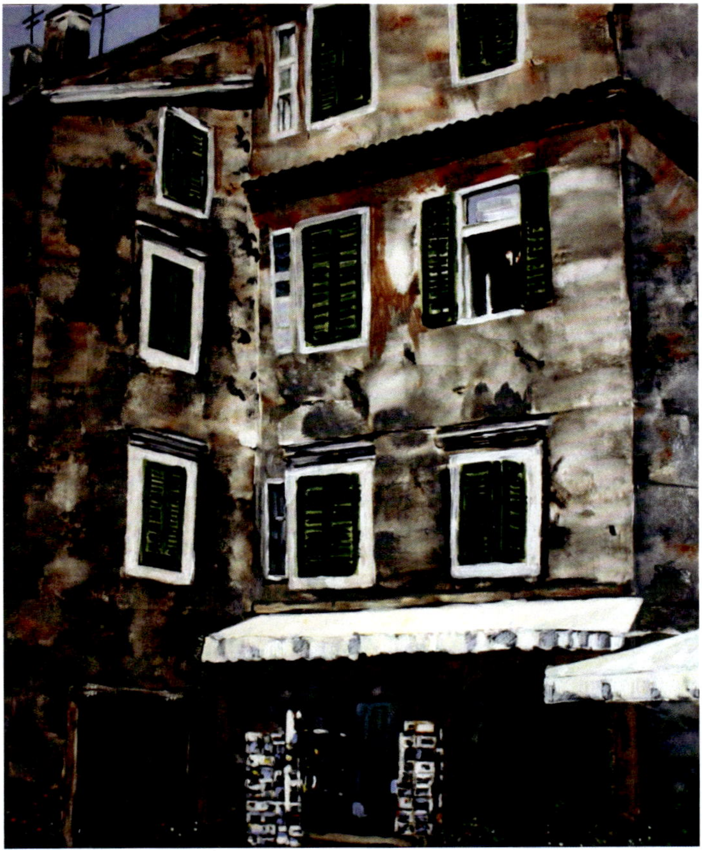

Ein Haus in Mania

Die Landschaft um Mania ist in großem Umkreis – wie man so schön sagt – *erschlossen.* Das bedeutet konkret: Sie ist abgeholzt, eingeebnet, entwässert, parzelliert, zersiedelt, verbaut, betoniert, verschandelt, vermüllt und vergiftet – so wie ein großer Teil unseres geplünderten und geschundenen Planeten. Der sogenannte Fortschritt wirft einen großen dunklen Schatten, aber die meisten Menschen kümmern sich nicht darum und taumeln grölend in die selbstgemachte Katastrophe. Die Hölle befindet sich nicht im Jenseits. Wir sind gerade dabei, sie im Diesseits zu verwirklichen.

Und wo gibt es Trost? Vielleicht hier: Die Menschheit hat alle Fehler gemacht, die möglich sind. Also kann es jetzt nur noch besser werden. Aber vielleicht ist auch das nur eine blauäugige Illusion. Übrigens: Der Bürgermeister von Mania wurde gestern interniert.

Ich bin immer froh, wenn wir den Hafen von Mania wieder verlassen, denn ich kann den Fortschritt nur in einzelnen kleinen Abschnitten ertragen und bewege mich durch die Zeit wie ein Frosch, der nach jedem Sprung eine Pause einlegen muss.

Wenn man von See auf Mania zufährt, schweben über der Stadt manchmal ungewöhnliche Wolken, die wie weiße Klötze aussehen. Einige erinnern an Häuser oder Türme. Solche Wolken entstehen, wenn ein warmer auflandiger Wind an einer Steilküste nach oben gelenkt wird und in kälteren Luftschichten rasch kondensiert. In Mania gibt es für dieses Phänomen aber eine andere Erklärung. Unser Rudergänger, der von dort stammt, hat sie ausführlich geschildert:

In einem Wald in der Nähe von Mania lebt ein Zauberer, der fünf Luftschlösser gebaut hat. Jedes dieser Luftschlösser steht mitten in einem Wirbelwind, der es wie eine Mauer umschließt und so stark ist, dass niemand das luftige Gebäude verlassen kann.

Ab und zu verkleidet sich der Zauberer in einen Bettler und mischt sich unter das Volk. Auf dem Marktplatz stand vor einiger Zeit ein Sterndeuter und rief: 'Es ist mir gegeben, die Sterne zu deuten. Heute stehen sie günstig, um einen Sohn zu zeugen, aber sie stehen ungünstig, um ein Schwein zu schlachten …' So redete er weiter und weiter, bis der Zauberer ihn mit dem Zauberstab berührte. Im selben Augenblick wurde der Sterndeuter ins erste Luftschloss entrückt.

Der Zauberer ging ein wenig weiter. Dort stand eine erregte Jungfrau und rief: 'Hört her! Mein Herz ist so voll, dass es zerspringen möchte. Ich fühle es und weiß gewiss: Allein die Liebe kann die Welt erlösen. Mehr brauchen wir nicht, nur Liebe. Sie löst alle Probleme.' So redete sie, bis der Zauberer sie mit dem Zauberstab berührte. Im selben Augenblick wurde sie ins zweite Luftschloss entrückt.

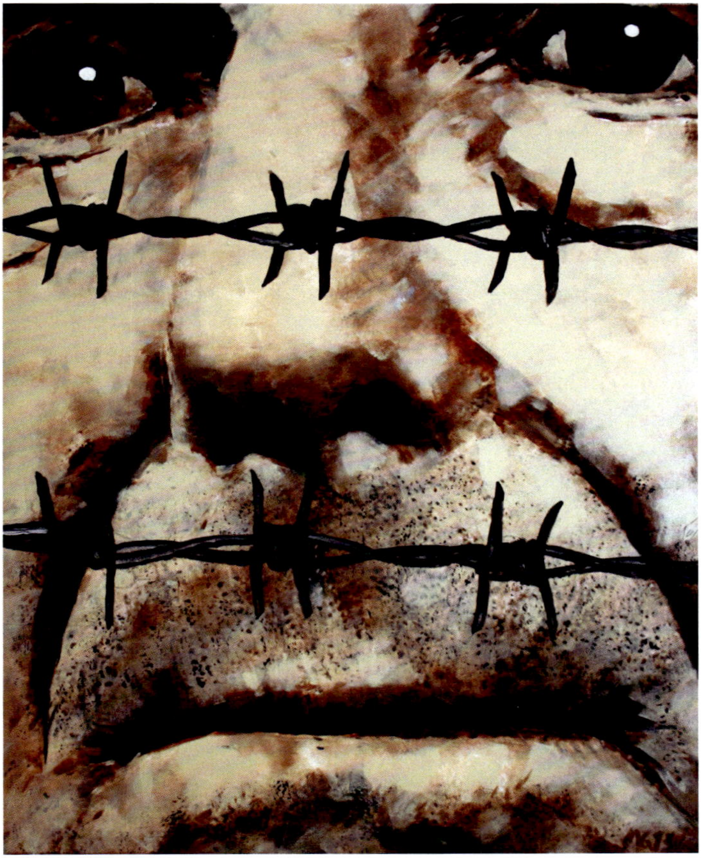

Der Bürgermeister von Mania

Der Zauberer ging ein wenig weiter. Dort stand ein zorniger junger Mann und rief: 'Die Armen haben einen guten Charakter und die Reichen einen schlechten. Die Armen arbeiten viel und die Reichen tun nichts. Es ist gottgefällig, die Reichen zu enteignen, damit die Armen reich werden. Dann werden wir wieder im Paradies leben ...' So redete er weiter und weiter, bis der Zauberer ihn mit dem Zauberstab berührte. Im selben Augenblick wurde der zornige junge Mann ins dritte Luftschloss entrückt.

Der Zauberer ging ein wenig weiter. Dort stand ein Offizier und rief: 'Ihr Nichtsnutze, ihr kümmert euch nicht um die Gesetze. Der Sinn des Lebens besteht darin, dass jedermann seine Pflicht tut und die Gesetze achtet. Unser großer Fürst ist Herrscher von Gottes Gnaden ...' So redete er weiter und weiter, bis der Zauberer ihn mit dem Zauberstab berührte. Im selben Augenblick wurde der Offizier ins vierte Luftschloss entrückt.

Der Zauberer ging ein wenig weiter. Dort stand ein Räuberhauptmann und rief: 'Hört mir zu! Das Glück liegt auf der Straße. Nehmt es euch! Stürzt den großen Fürsten von seinem Thron und setzt mich darauf. Dann wird alles geteilt und niemand muss mehr arbeiten ...' So redete er weiter und weiter, bis der Zauberer ihn mit dem Zauberstab berührte. Im selben Augenblick wurde der Räuberhauptmann ins fünfte Luftschloss entrückt.

In Mania spricht man von den fünf gefangenen Propheten. Sie leben nun – jeder für sich – in einem Luftschloss, aber ihr Leben ist elend, denn sie müssen immer wieder denselben Sermon herunterleiern und können ihn kaum noch ertragen. Das Echo hallt tausendfach durch die leeren Räume. Niemand weiß, wie lange die Propheten gefangen bleiben. Vielleicht bekommt der Zauberer irgendwann Mitleid und löst die Luftschlösser auf. Dann werden die Propheten plötzlich wieder auf dem Marktplatz stehen, doch keiner von ihnen wird auch nur ein einziges Wort von sich geben.

Das ist also die gängige Erklärung für die merkwürdigen Wolken über der Steilküste von Mania.

In südlicher Richtung liegen keine Häfen mehr, jedenfalls keine, die ich kenne. Der nächste Hafen in nördlicher Richtung heißt *Fiktiva*. Dabei handelt es sich eigentlich nur um eine Hafenmole mit mehreren Lagerschuppen, denn die dahinter liegende Stadt ist eine Fata Morgana, und zwar keine scheinbare wie die Insel Escondida, sondern eine 'echte' Fata Morgana, so paradox dieser Begriff auch klingen mag. Wenn man von See auf sie zufährt, sieht sie völlig real aus, aber je näher man kommt, umso weiter rückt sie von der Küste weg.

Wenn man schließlich an der Mole anlegt, sieht man sie ganz weit im Osten am Horizont.

Direkt neben der Mole beginnt eine Straße. Dort steht ein Verkehrsschild mit einem Pfeil. Darunter steht *Fiktiva*. Alle Personen, die sich auf dieser Straße nach Fiktiva begeben wollten, sind frustriert zurückgekehrt und haben berichtet, die Stadt habe sich in einem Abstand von einigen Kilometern ständig von ihnen wegbewegt.

Hinter der Mole liegt also keine Stadt, sondern hier ist lediglich ein Umschlagsplatz für alle möglichen Waren, die von großen Übersee-Frachtern auf kleinere Schiffe verladen werden. Letztere sind aufgrund ihrer größeren Wendigkeit sowie ihres geringeren Tiefgangs besser für die Küstengewässer geeignet und können zudem in engen Hafenbecken anlegen.

In einem der Lagerschuppen wohnt der Hafenmeister, ein schrulliger alter Mann, der darauf besteht, *Captain Morgan* genannt zu werden – nach dem berühmten Freibeuter Henry Morgan. Um dieser Identität Nachdruck zu verliehen, trägt er einen quersitzenden Piratenhut. Wenn man ihn fragt, woher dieser Hut stammt, antwortet er: 'Woher schon? Aus Jamaica!' Tatsächlich stammt dieser Hut aber von einer Karnevalveranstaltung in Margese. Ein Seemann hat ihn von dort mitgebracht und dem Hafenmeister geschenkt.

Margese ist die nächstgelegene Hafenstadt von Mania aus in nördlicher Richtung. Einige Kapitäne behaupten, es gäbe irgendwo eine identische Stadt mit genau denselben Einwohnern, aber diese würden nichts von ihrer doppelten Existenz wissen und sich so wie alle anderen Menschen verhalten, nämlich im Bewusstsein, es gebe sie nur einmal auf der Welt.

Margese liegt oberhalb einer felsigen Küste, an der es auch einige schöne Buchten mit Sandstränden gibt. Der Hafen ist gut ausgebaut. Von dort gelangt man über eine steile Straße zur Stadt. Sie sieht aus wie die meisten Städte an der Küste von Externa, hat aber eine Besonderheit, die sie von allen anderen Häfen unterscheidet.

Die gängige Sprache ist Französisch, doch man hört auch eine altertümliche Version des Italienischen und überraschenderweise Griechisch, obwohl Griechenland weit weg liegt. Niemand weiß genau, wo. Jedenfalls irgendwo im fernen Osten von Externa.

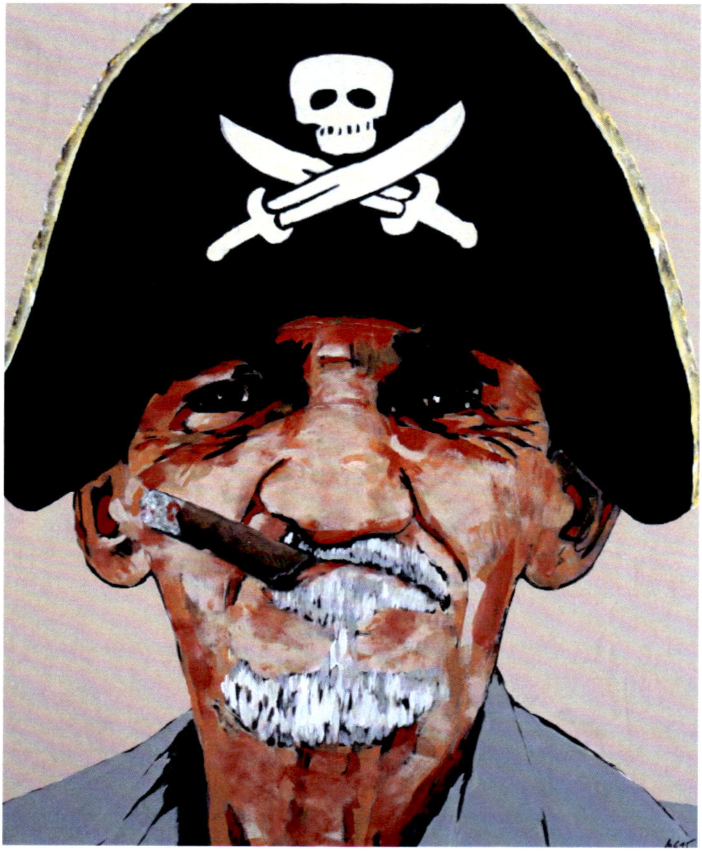

Captain Morgan

Die Griechen kamen ursprünglich als Flüchtlinge nach Margese. Es waren fleißige und tüchtige Leute, die von der ansässigen Bevölkerung nach anfänglicher Skepsis als neue Mitbürger akzeptiert und gesellschaftlich integriert wurden. Ihre ursprüngliche Kultur haben sie trotzdem erhalten. Nach vielen Widerständen wurde ihnen gestattet, eine große griechisch-orthodoxe Kapelle oberhalb des Hafens zu errichten. Die Kapelle ist das eindrucksvollste Gebäude der ganzen Stadt. Jetzt an Ostern wirkt sie wie ein gewaltiger Magnet, der die Menschen von weither nach Margese zieht – so auch uns.

Am Gründonnerstag haben wir angelegt. Es wehte ein kräftiger Südostwind. Am Karfreitag war es völlig windstill. Es herrschte bedrückende Ruhe. Die kleine Stadt wirkte wie ausgestorben, aber spät am Abend zog eine festliche Prozession durch die engen Gassen, angeführt von zwei Knaben, die große goldene Weihrauchgefäße auf langen Stäben trugen. Es folgten viele Kinder, dann kamen drei Popen, die dem amorphen Gesang des Zuges mit ihrer kräftigen Stimme eine ordnende Struktur gaben. Hinter den Popen wurde ein goldener Baldachin getragen. Er überspannte ein liegendes, mit einem weißen Tuch bedecktes Kruzifix.

Viele Menschen nahmen an der Prozession teil. Wenn arme Leute sich festlich kleiden wollen, ihre Trachten aber bereits vergessen haben, bekommt diese Mischung aus schlechter Qualität, misslungenen Farben und ungewohnt engen Schuhen etwas Rührendes. Diese Stimmung verband sich mit dem monotonen Gesang, dem Geheimnis der heiligen Ikone, dem Weihrauch, dem wundervollen Abend und dem würzig-stumpfen Geruch der Salbeiästchen, die vor der Prozession auf die Straße geworfen worden waren.

Ich hob ein Salbeiästchen auf und steckte es in meine Tasche. Dabei erinnerte ich mich an einen seltsamen Satz, den mir einmal die Witwe eines befreundeten Kapitäns gesagt hatte: ‘Mein Mann ist im vorigen Jahr gestorben, obwohl wir Salbei im Garten hatten.’

Ein griechisch-orthodoxer Ostergottesdienst zieht sich über viele Stunden hin. Hier in Margese hatte er um 6 Uhr abends begonnen, aber als ich um 8 Uhr in die Kapelle ging, war sie noch ziemlich leer. Rechts neben dem Altar saßen vier Männer in einer Art Kanzel. Drei von ihnen sangen mit schwerer, getragener Stimme eine feierliche, monotone Melodie, während der vierte Mann die Seiten eines dicken Buches umblätterte. Links neben dem Altar stand ebenfalls eine Art Kanzel. Dort saß ein schlaksiger junger Mann in gelangweilter Haltung und wippte mit einem Fuß im Takt des Gesangs, dessen Eigenart meiner Ansicht nach allerdings gerade darin bestand, dass er keinen Takt hatte.

Der Hafenlotse hing neben der Tür in einem seltsamen, hohen Gestell und konnte weder richtig sitzen noch stehen. Er wirkte genauso amorph wie auf seinem Boot, wo er sich wie ein Oktopus bewegte.

Nach und nach füllte sich die Kapelle. Am Eingang wurden Kerzen verkauft, aber viele hatten eine Kerze dabei. Sie sie waren länger und schöner und stammten vom Supermarkt neben der Tankstelle. Die Kinder trugen Kerzen mit kleinem Spielzeug daran, und es gab unterschiedlichste Tropfenfänger aus Papier, Pappe und Blech.

Um halb 12 hörte der monotone Gesang schlagartig auf. Erst jetzt erschien der Pope in einem prächtigen weiß-goldenen Gewand und verlas mit lauter Stimme einen langen Text. Ich stand neben dem linken Türflügel. Selbst bei den feierlichsten Handlungen gab es ein ständiges Kommen und Gehen. Mit neugierigen Blicken wurde beobachtet, wer da war, wer kam und wer ging. Einige Frauen zelebrierten extravagante modische Auftritte. Es wurde gesprochen, geraschelt und herumgegangen.

Über viele Umwege und mit zahlreichen Begrüßungen nach allen Seiten gingen die Gläubigen zur Ikone, die rechts neben einer Säule aufgestellt war. Manche küssten den Rahmen, andere das über der Ikone angebrachte Glas. Es war anscheinend nicht ganz einfach, den Kuss richtig anzubringen, weil die Ikone niedrig und fast senkrecht unter einem breiten, hölzernen Baldachin befestigt war.

Kleine, schlanke Votivkerzen wurde in ausladende Halter gesteckt, die wie überdimensionale Kronen aussahen. Einige Knaben saßen auf mitgebrachten Stühlen. Neben ihnen standen alte Frauen, die dieses männliche Privileg gottergeben akzeptierten.

Kurz vor 12 verschwand der Pope mit lautem Gesang im Altarraum und kam kurz darauf mit zwei großen brennenden Kerzen zurück. Plötzlich war es ganz still und das Licht ging aus. Von vorne wurden nach und nach die Kerzen aneinander entzündet, aber bevor das heilige Licht bis zu mir kam, war die große Beleuchtung schon wieder eingeschaltet worden.

Der Pope schritt prunkvoll durch eine mit Mühe gebildete Gasse und ging zu einem provisorischen Altar, der draußen vor der Kapelle aufgebaut war. Mit der rechten Hand trug er die Heilige Schrift schräg über dem Herzen, in der linken Hand hielt er eine kleine Ikone mit einem Holzgriff. Während er mit lauter Stimme die Auferstehung des Herrn pries, explodierten Böllerschüsse mit derartiger Gewalt, dass der Pope nicht mehr zu hören war.

Während in der Kapelle immer noch gesungen wurde, löste sich die Gemeinde auf dem Vorplatz langsam auf. Jeder versuchte, sein Kerzenlicht gegen die schwache Brise mit der Hand zu schützen und nach Hause zu bringen. Einige hatten für diesen Zweck Papierlampions mitgebracht, und so entstand eine Atmosphäre, die mich an die Sankt-Martins-Umzüge erinnerte.

Am folgenden Tag lud mich der Lotse zum Osteressen ins Haus seiner Eltern ein. Es lag etwa 2 km außerhalb der Stadt, mitten in einem großen Garten. Viele Gäste waren schon da, als ich ankam. Ich wurde herzlich begrüßt. Drei Ziegen steckten auf langen Eisenstäben über einem Beet aus Holzkohle. Nichts war richtig organisiert, aber irgendwie kam jeder mit dem Chaos zurecht und gab ihm dadurch eine gewisse Struktur. Die wenigen Stühle waren schnell besetzt, und so saßen die meisten Gäste auf Steinen, Kisten und Brettern oder direkt auf einem Haufen Baumaterial an der Hausmauer. Neben mir saßen zwei Männer auf einer Palette. Der eine konnte kein Griechisch und versuchte es mit Englisch, aber das konnte er augenscheinlich nur rudimentär. Er unterhielt sich mit einem Fischer namens Andonis, der es noch weniger konnte. Wenn ich Andonis richtig interpretiert habe, sagte er, dass er einen eigenen Kosmos im Kopf habe. Das war alles ziemlich wirr. Anscheinend wusste er selber nicht genau, was er sagen wollte. Der andere verstand offenbar, dass Andonis gerne Astronaut geworden wäre, und nickte ihm freundlich zu. Derweil bürstete Andonis die aufgespießten Ziegen mit Öl und Thymian.

Eine Frau namens Katharina, die wie die meisten Frauen dieses Namens dünn und nervös war, teilte Fleisch und Salat aus. Deren Schwester Apostolia bewegte die Hände mit eigenartig gestreckten Fingern, um ihren Ehering gebührend zur Geltung zu bringen. Paris, der Mechaniker von der Tankstelle, versuchte in ebenso mühsamer wie intensiver Art mit einer Frau ins Gespräch zu kommen, welche die Nähe von Andonis suchte. So füllte sich der Platz allmählich mit sichtbaren Ereignissen und unsichtbaren Gefühlen, bis jene merkwürdige Vertrautheit zwischen einander fremden Menschen entstand, von denen jeder weiß, dass sich alle irgendwie verstellen und dennoch – vielleicht gerade deswegen – gut verstehen.

Ich hatte schon immer einen ausgeprägten Sinn für skurrile Details und fand sie nahezu überall, auch bei dieser Gelegenheit: Neben dem großen Ziegengrill war ein Miniarturgrill von der Größe einer Schachtel Zigaretten aufgebaut, bestehend aus zwei kleinen Astgabeln und einem Draht, der durch ein rohes Ei gesteckt war. Andonis führte das Kunststück vor, wie man das Ei durchbohrt, ohne es zu zerbrechen. Mit einem dünnen Draht wurde das Ei anschließend festgezurrt, sodass es wie ein Stück Fleisch über der Holzkohle gedreht werden konnte. An beiden Enden dieser fragilen Konstruktion steckten zwei schwitzende Würstchen.

Später schwebte ich in einer merkwürdigen Mischung aus Licht, Hitze, Wein und mehrfach überlagerten Gesprächsfetzen wie ein schläfriger Karpfen in einem sommerlichen Teich und fühlte mich schon am frühen Nachmittag so benommen, dass ich mich höflich verabschiedete und leicht schwankend den weiten Weg zum Hafen antrat. Die Pythia erschien mir größer als sonst. Und ich hatte den Eindruck, dass sie atmete, denn ihr Rumpf dehnte sich rhythmisch auseinander und zog sich wieder zusammen.

3. Der Gaffel-Schoner Pythia

Als ich gestern Abend das Logbuch aktualisiert habe, war ich noch nicht ganz nüchtern. Ich habe geschrieben:

Tief unter dem Schiff liegt ein verborgenes Wissen, das in Form kleiner Steine und Muscheln an den Strand gespült wird. Niemand kann sie richtig zusammensetzen – wie die Töne verwehter Lieder, die der Wind mit sich trägt. – Gefangene Gedanken lösen sich aus den Wellen, werden frei, durchdringen die materielle Welt und formen sie zu einer neuen Wirklichkeit. – Ich werde verwandelt durch das, was ich täglich erlebe, und versuche dabei, so glücklich zu sein wie möglich.

Jetzt fand ich das zu gespreizt formuliert, aber nicht völlig abwegig. Solche Gedanken habe ich manchmal – auch in nüchternem Zustand.

Die erstaunlichste Eigenschaft eines Schiffes besteht darin, dass es schwimmen kann, denn in der Regel ist es schwerer als Wasser. Dies gilt nicht nur für Schiffe aus Eisen, sondern auch aus Holz. Letzteres ist nämlich schweres Hartholz, das wenig Auftrieb hat. Hinzu kommen viele Gegenstände und Beschläge aus Metall. Besonders schwer ist jedoch der Ballast über oder unter dem Kiel.

Die Segel bieten eine große Angriffsfläche für den Wind, sodass ein Schiff leicht zur Seite kippen könnte. Um das zu verhindern, haben Segelyachten einen tiefliegenden Ballastkiel, also ein großes Gewicht *unter* dem eigentlichen Kiel, das ähnlich wirkt wie ein Stehaufmännchen. Große Segler haben den Ballast meistens *auf* dem Kiel. Traditionellerweise wurden hierfür Steine verwendet.

Das gesamte Material eines Schiffes ist zwar schwerer als Wasser, aber es schwimmt deshalb, weil der Schiffskörper hohl ist. Das ganze Schiff wiegt genauso viel wie das von ihm verdrängte Wasser, doch aufgrund des großen Hohlraums hat es ein geringeres spezifisches Gewicht. Sobald dieser Hohlraum jedoch geflutet wird, sinkt das

Schiff, weil sein spezifisches Gewicht in diesem Fall schwerer wird als Wasser.

Mein Frachtsegler ist ein knapp 40 m langer, zweimastiger Schoner. Er wurde Mitte des 19. Jahrhunderts gebaut und auf den Namen *Pythia* getauft. So heißt er noch heute. Pythia war die berühmte Wahrsagerin im Orakel von Delphi. Das Schiff wurde vor Kurzem gründlich restauriert und mit einem Dieselmotor ausgestattet. Diesen benutzen wir allerdings nur selten, zum Beispiel bei langen Flauten und Hafenmanövern. Normalerweise fahren wir unter Segeln.

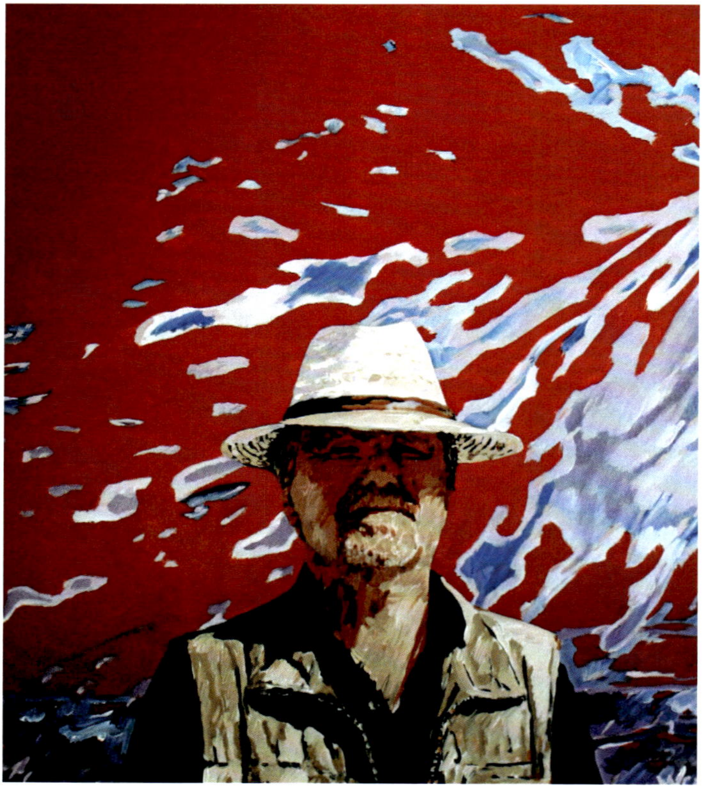

Das bin ich, der Kapitän des Schoners Pythia

Schoner sind mittelgroße zwei- oder dreimastige Segelschiffe mit sogenannten *Schratsegeln,* die in Ruhestellung in Richtung der Längsachse des Schiffes ausgerichtet sind – im Gegensatz zu *Rahsegeln*, die an waagrechten Rahen quer zur Längsachse des Schiffes befestigt werden. Es gibt verschiedene Arten von Schratsegeln. Mein Schoner hat eine *Gaffel-Takelung*.

Die *Gaffel* ist eine schräge, nach oben und hinten ausgerichtete *Spiere* (kräftige Stange aus Holz oder Metall), die mit einer beweglichen Verbindung etwas unterhalb der Mastspitze angebracht ist. Zwischen der Gaffel, dem Mast und dem (waagrechten unteren) *Baum* wird das trapezartige *Gaffelsegel* eingespannt. Direkt darüber, also oberhalb der Gaffel bis zur Mastspitze, wird oft noch ein dreieckiges *Toppsegel* gesetzt. Zwischen dem vordersten Mast und dem über den Bug hinausreichenden *Bugspriet* befindet sich die dreieckige *Fock* – davor noch zwei kleinere, sichelförmige *Klüver-Segel*.

Eine Gaffel-Takelung kann vom Schiffsdeck aus bedient werden. Die Matrosen müssen während der Segelmanöver also nicht in die Wanten oder Masten aufsteigen. Gaffel-Schoner sind besonders elegante und schnelle Schiffe, die zudem *hoch am Wind* segeln können, das heißt, sie sind in der Lage, in einem ziemlich spitzen Winkel gegen den Wind zu fahren.

Rahsegler können das nicht, da ihr Vortrieb hauptsächlich durch den achterlichen Winddruck zustande kommt. Sie können nur bis zu einem Winkel von ca. 60 Grad gegen den Wind fahren. Wenn sie das tun, haben sie eine starke seitliche *Abdrift*. Deshalb brauchen sie *günstige Winde*. Diesen verdankt die Hauptstadt Argentiniens übrigens ihren Namen: *Buenos Aires* (wörtl.: *Gute Lüfte*).

Rahsegel haben im Vergleich zu Schratsegeln also klare Nachteile. Ihr Vorteil besteht darin, dass sie sich für große Schiffe besser eignen, weil entsprechend große Schratsegel kaum zu handhaben wären. Die gesamte Segelfläche von Rahseglern ist in viele kleine Segel aufgeteilt, die sich einzeln gut bedienen lassen. Diese Takelage hat außerdem einen Vorteil bei der gelegentlich recht riskanten *Halse*

(= *mit dem Heck durch den Wind*), weil die Stellung der Segel dabei nur wenig verändert werden muss. Allerdings haben Rahsegler einen erheblichen Nachteil bei der *Wende* (= *mit dem Bug durch den Wind*), weil das Schiff erst ziemlich schnell sein muss, um den großen Winkel *gegen den Wind* zu überwinden. Dabei verliert es zügig an Fahrt, sodass es manchmal gar nicht *durch den Wind* kommt und entweder *im Wind* stehen bleibt oder wieder auf den früheren Kurs zurückfällt.

Schratsegel haben eine besondere Krümmung, die einen ähnlichen Effekt erzeugt wie die Flügel eines Flugzeugs: Auf der einen Seite entsteht ein Über-, auf der anderen ein Unterdruck. Dadurch können Schiffe mit Schratsegeln *höher am Wind* segeln, das heißt zwischen 50 bis maximal 30 Grad zur Windrichtung. Ganz frontal gegen den Wind kann jedoch kein Schiff segeln. In diesem Fall würde es an Fahrt verlieren und nach Lee gedrückt. Es hätte keine Ruderwirkung mehr, könnte sich querstellen und unter dem vereinten seitlichen Druck von Wind und Wellen in kritische Schräglage geraten.

Solche Gefahren drohen meinem schönen Gaffel-Schoner nicht, denn der Erste Offizier und der Segeloffizier sind erfahrene Seemänner. Sie haben alles im Griff.

Der Erste Offizier kümmert sich um die Navigation und die gesamte Organisation. Er heißt Henry Turner. Seine Eltern stammen aus Southampton, aber er ist in Honkong geboren und dort aufgewachsen. Sein Spitzname ist deshalb *El Chino* (spanisch: *der Chinese*). Er ist fachlich sehr qualifiziert und bei der Mannschaft beliebt. Alle finden seinen Spitznamen lustig. Er selber auch.

Der Segeloffizier heißt Johannes Holm und stammt aus Bremen. Er achtet auf Disziplin, Ordnung, Sauberkeit und akkurate Arbeit. Unter der Hand wird er *Schinderhannes* genannt. Trotzdem ist er bei der Mannschaft beliebt, besonders weil er einen derben Humor hat und selber kräftig mit anpackt. Außerdem trinkt er gerne Bier aus der Flasche. Das kommt bei den Matrosen gut an.

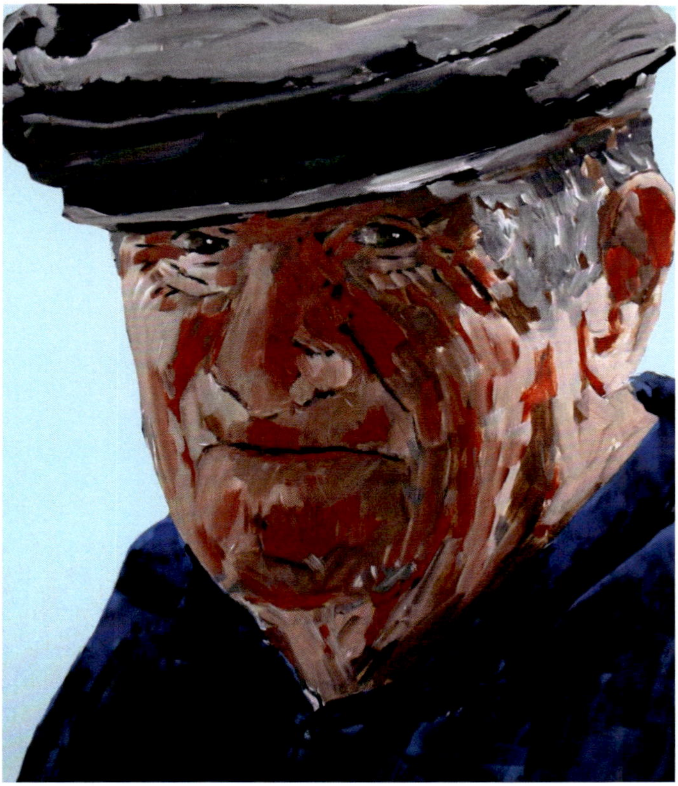

Der Erste Offizier 'El Chino'

Er hat eine interessante Vergangenheit. Eigentlich hat er Zimmermann gelernt. Auf seiner Wanderung als Geselle kam er zufällig in eine Werft. Allerdings baute er dort zunächst keine Schiffe, sondern nur die Unterkonstruktion für den Stapellauf. Trotzdem blieb er in dieser Werft und baute später auch Schiffe. Bald organisierte er alle Stapelläufe und fuhr als Schiffszimmermann auf den Jungfernfahrten mit. Später verließ er die Werft und heuerte auf einem Frachtsegler auf der Südatlantik-Route an. Dort war er für die gesamte Technik zuständig und schließlich auch für die Takelage. Als ihm das zu anstrengend wurde, kam er zur Pythia. Hier hat er ein ruhiges Leben. Doch ist er sehr aktiv und erledigt alle Arbeiten mit großer Sorgfalt.

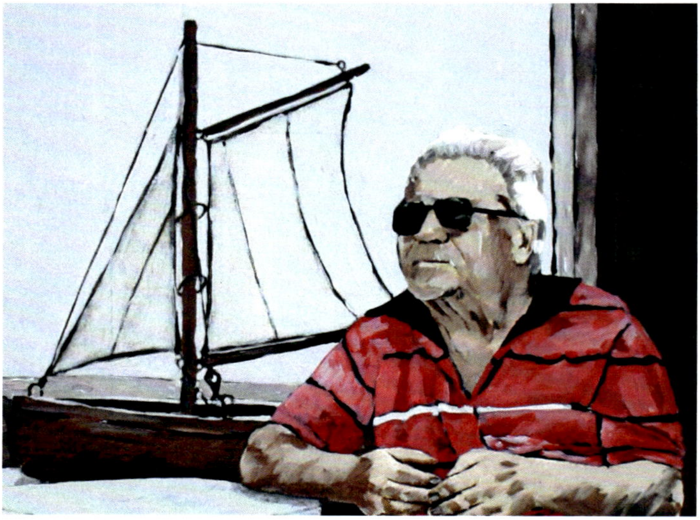

Der Segeloffizier 'Schinderhannes'

Schließlich der Schiffsarzt: Niemand weiß, wie er wirklich heißt und wo er herkommt. Er sagt, er heiße *Merlin* und stamme aus Wales. Das ist natürlich Unsinn, umso mehr, als er einen deutlichen arabischen Akzent hat. Inzwischen wissen wir auch, dass er kein Arzt, sondern Feinmechaniker ist, aber er sagt, er habe an der Universität von Avalon Medizin studiert. Diese Universität gibt es gar nicht, doch er behauptet, sie existiere und befinde sich in seinem Kopf.

Als er auf der Pythia anheuern wollte, gab er sich als Geistheiler aus. Der Erste Offizier war amüsiert und stellte ihn ein, allerdings nicht als Geistheiler, sondern als Segelmacher. Eines Tages erkrankte der Koch an Cholera. Merlin heilte ihn ohne Medikamente und sprach einen Gesundheitszauber für die gesamte Besatzung aus.

Das ist über zehn Jahre her, aber seither hat es keinen einzigen Krankheitsfall mehr auf dem Schiff gegeben.

Jetzt näht Merlin keine Segel, sondern betreibt 'geistige Gesundheitsvorsorge', wie er sagt. Wenn man ihn fragt, was er dabei genau macht, antwortet er: 'Ich mache gar nichts. Ich bin nur das Medium für eine größere Macht. Sie ist es, die schützt und heilt – nicht ich. Ich muss nur durchlässig bleiben.' Ob er nicht trotzdem Segel nähen könnte? 'Nein', sagt er, 'ich muss immer ruhig und entspannt sein. Andernfalls können die heilenden Energien nicht durch mich hindurchfließen. Sobald ich die Schere zum Zuschneiden der Segel aus der Schublade hole, wird die Besatzung krank. Was dann geschieht, liegt nicht mehr in meiner Macht.'

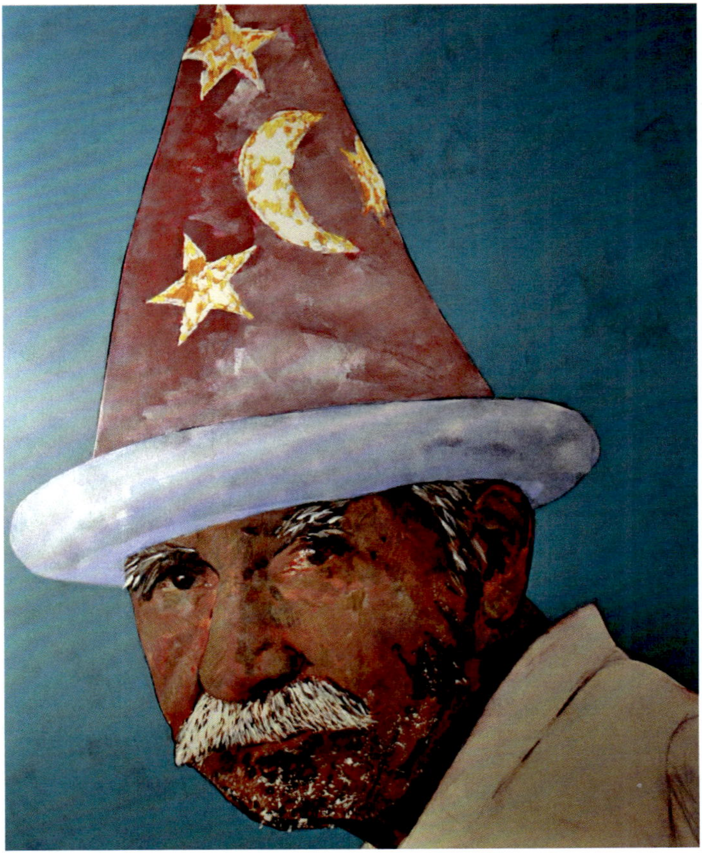

Der Schiffsarzt 'Merlin'

Abgesehen vom Kapitän, dem Ersten Offizier, dem Segeloffizier und dem Schiffsarzt gibt es auf der Pythia noch acht Matrosen, von denen einer der Koch und ein anderer der Rudergänger ist. Einen Unteroffizier (*Maat*) brauchen wir auf diesem kleinen Schiff nicht.

Wir transportieren viele Kisten von einem Hafen zum anderen. Ich weiß nicht, was sich darin befindet. Es sind Teile des Lebens anderer Menschen. Ich darf die Kisten nicht öffnen. Aber das will ich auch gar nicht. Ich transportiere also viele Geheimnisse.

Jetzt gehe ich unter Deck und kontrolliere die Frachtpapiere. Zu meiner Überraschung stoße ich auf eine Kiste, die an mich adressiert ist. Ich hole passendes Werkzeug und öffne sie. Sie ist voller Gegenstände, die mich eine Zeitlang begleitet haben. Manche habe ich längst vergessen. Andere habe ich vermisst wie gute Freunde, die weggezogen oder verstorben sind. Jetzt finde ich sie wieder. Ich öffne einen Brief, den ich vor langer Zeit geschrieben, aber anscheinend nicht abgeschickt habe. Er hat folgenden Wortlaut:

Lieber Guilherme,

ich habe die 'Sonette an Orpheus' inzwischen gelesen, gestehe aber, dass ich sie größtenteils nicht verstanden habe. Ich denke, dies liegt nicht an ihrer dichterischen Qualität, sondern an mir. Wie auch immer.

Rilke erscheint mir als typischer Vertreter der Belle Époque. Diese war ja in gewisser Weise eine verspätete Neuauflage der Romantik. Es ging in erster Linie um Innerlichkeit, Schönheit, zarte Gefühle, Naturmystik u.Ä. Das alles gab es bereits in der Romantik, aber jetzt war die Bewegung breiter und erfasste alle kulturellen Bereiche auf hohem Niveau – darunter auch die Dichtung, namentlich von Rilke.

Auffällig an dieser Bewegung erscheint mir die Tatsache, dass sie – ähnlich wie die Romantik – die realen Gegebenheiten der Welt kaum reflektiert hat. Die aktuellen sozialen und politischen Probleme wurden nicht wahrgenommen. Zum Ersten Weltkrieg gibt es von Rilke lediglich zwei dürre Gedichte. Diese haben keinerlei politischen Ge-

halt, sondern ergehen sich in einer gezierten Betroffenheit eines hochsensiblen Dichters, der von jener Katastrophe gar nicht persönlich berührt wurde. Zu den großen Themen der damaligen Zeit, nämlich Imperialismus, Kolonialismus, deutsches Großmachtstreben, Industrialisierung, Proletarisierung, Kulturkampf, Demokratisierung oder Frauenbewegung, erfahren wir in dieser Dichtung nichts. Auch nicht vom Elend des Ersten Weltkriegs und seinen Folgen. Rilke ist 1926 gestorben, also 8 Jahre nach Kriegsende.

Er ragt wie ein letztes Relikt der Romantik in eine Zeit, die bereits eine ganz andere Qualität hatte, und erinnert an jene schönen Jugendstilgebäude, die entstanden sind, als die glatte, eckige und seelenlose Bauhaus-Architektur bereits vorbereitet wurde. Rilke markiert den Höhepunkt der empfindsamen und erhabenen deutschsprachigen Dichtung, die nach ihm ein hohes Maß an Verzweiflung, Grobheit, Destruktivität und politischer Ideologie zeigt – ähnlich wie alle anderen kulturellen Bereiche.

Obwohl ich mich redlich bemüht habe, kann ich die meisten Gedichte von Rilke nicht verstehen, so auch die 'Sonette an Orpheus'. Ich weiß einfach nicht, was konkret gemeint ist. Ich mag es generell nicht, wenn man an Kunstwerken herumrätseln muss. Aber obwohl ich die meisten dieser Gedichte nicht verstehe, habe ich viel Sinn für ihren Rhythmus, ihre sprachliche Ästhetik, ihre Sensibilität und Fantasie sowie ihre geiststreichen Metaphern und jene besondere Stimmung, die alle Texte Rilkes wie eine Aura umschwebt. Insofern erlebe ich seine Gedichte weniger wie eine verständliche Sprache, sondern eher wie die schöne Musik Puccinis, deren objektive Aussage mir ebenfalls verborgen bleibt.

In diesem Sinne und mit herzlichen Grüßen, *Manfred*

Als ich diesen Brief las, dachte ich an eine junge Frau, die ich kannte, als ich ein junger Mann war. Sie war derart schüchtern und zart, dass ich mich heute kaum noch an sie erinnern kann. Sie interessierte sich für Hölderlin, Novalis und versunkene Welten. Sehr süß, aber – salopp gesagt – auch etwas anämisch.

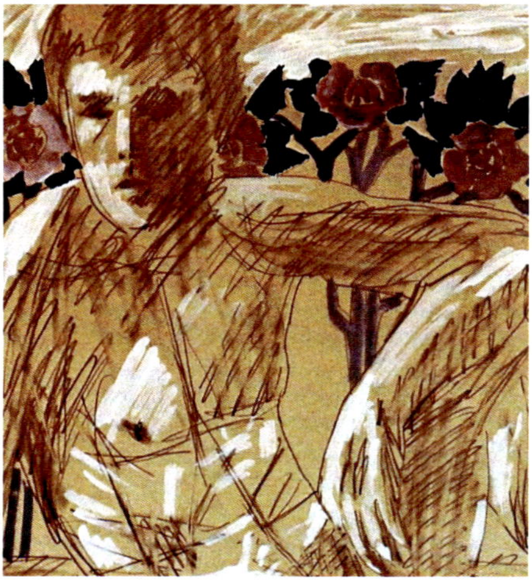

Die zarte Seele der Romantik

War es Zufall, dass ich diesen Brief heute gefunden habe? Ich weiß es nicht. Es gibt statistische Zufälle, aber es gibt auch bedeutungsvolle Koinzidenzen, die zunächst als Zufälle erscheinen. Es ist seltsam, wie sich verschiedene Menschen, Dinge oder Begebenheiten manchmal verbinden und einen tieferen Sinn ergeben.

Der Brief war an Guilherme de Almeida gerichtet. Er war ein intelligenter, gebildeter Kollege und guter Freund. Wie mochte es ihm gehen? Wo mochte er heute sein? Alle geistvollen Menschen sind miteinander verwandt, alle geistlosen ebenfalls.

Ich steckte den Brief wieder in den Umschlag, legte ihn zu den anderen Dingen in die Kiste und nagelte sie zu. Ich würde sie zur Insel transportieren und mir den Inhalt später genauer ansehen.

4. Segeln als Gleichnis

Unsere Gedanken gleiten durch den Tag wie das Schiff durch das Meer. Schwimmen ist so ähnlich wie Fliegen. Und Segeln ist so ähnlich wie die Lebenskunst. Letztlich geht es darum, die Kraft des Windes zu nutzen und die vielfältigen Gefahren auf See zu beherrschen. Das hat naheliegende Parallelen zu unserem Leben im sogenannten *Lebensstrom,* also jener Dynamik, die uns umgibt und alles in Bewegung hält. Man kann diese Dynamik nutzen, darf sich von ihr aber nicht einfach treiben lassen, und manchmal muss man sich sogar vor ihr schützen.

Wir legen ab. Sobald wir den Hafen verlassen, ordnen sich die Gedanken, und die Gefühle breiten sich flach auf dem Wasser aus bis zum Horizont. Zuletzt gehen sie über in den feinen Dunst des Abends. Die Nacht kündigt sich feierlich an und legt sich später ganz behutsam wie blauer Samt auf die Welt. Die Ereignisse des Tages sind auf sonderbare Weise entrückt.

Gestern war das Wasser noch grünlich-grau, aber jetzt ist es fast schwarz. Unter der Oberfläche liegt eine wunderbare und geheimnisvolle Welt. Ich stelle mir vor, dass darin die gesamte Vergangenheit versunken ist. Aber hier oben, an der Oberfläche, fließt man leicht zwischen dem Diesseits hin und her. Wir atmen die große Nacht ein und verlieren die Angst vor den Leben wie vor dem Tod.

Wir spüren, dass es hinter dem Sichtbaren noch etwas Anderes gibt. Aber was? Es ist nebulös und mit dem rationalen Verstand nicht zu *be-greifen*. Will man die Erleuchtung erzwingen, ist das Resultat meist lächerlich – wie vorhin: Als ich zu den Sternen hinaufsah, wollte ich, dass meine Gedanken in den Himmel aufsteigen. Stattdessen flatterte eine Motte um meinen Kopf und kam nicht mal über die Hutkrempe.

Der Wind weht nur selten aus jener Richtung, die es erlaubt, ohne Segelmanöver ans gewünschte Ziel zu gelangen. Das heißt: Es gibt zwar einen idealen, geradlinigen Kurs, aber de facto weicht man von diesem Kurs immer wieder ab und kann ihm nur zickzackartig folgen. In unserem Leben ist es nicht anders.

Es gibt mehrere Gründe für die Abweichung vom idealen Kurs: Ein Segelschiff kann *am Wind*, d.h. schräg gegen den Wind, nur bis zu einem bestimmten Winkel fahren, und *vor dem Wind*, d.h. bei achterlichem, schiebendem Wind, sollte ein Kurs schräg zur Windrichtung eingehalten werden, um die Ruderwirkung zu erhalten. Es kann also nicht wie ein Motorschiff auf jedem Kurs fahren. Auch können Meeresströmungen und Winde das Schiff seitlich versetzen (*Abdrift*).

Wenn der Wind aus der ungefähren Richtung des Ziels kommt, muss *am Wind* gesegelt werden, das heißt schräg gegen die Windrichtung. Das ist – wie erwähnt – nur bis zu einem kritischen Winkel möglich. Falls das Ziel höher an Luv liegt, muss das Schiff ab und zu *mit dem Bug durch den Wind*, um *gegen den Wind zu kreuzen*, d.h. um dem idealen Kurs zickzackartig zu folgen. Das betreffende Manöver, bei dem das Schiff *mit dem Bug durch den Wind* geht, heißt *Wende*. Das Schiff bleibt dabei relativ stabil, weil die *Schoten* (Halteleinen der Segel) während der Fahrt *am Wind* bereits *dicht geholt,* also stramm zur Fahrtrichtung angezogen sind und nach der Wende auf der anderen Seite ebenfalls *dicht* bleiben. Die Segel bewegen sich während der Wende also nur wenig.

Allerdings muss darauf geachtet werden, dass das Schiff genügend Geschwindigkeit hat, damit es mit dem Bug rasch *durch den Wind* gesteuert werden kann. Gelingt dies nicht, bleibt es *im Wind* (also im direkten Gegenwind) stehen, hat keine Ruderwirkung mehr und wird schließlich rückwärts gedrückt. Das ist eine gefährliche Situation, weil es quer zu den Wellen gedreht werden kann, sodass es ohne Fahrt einem großen seitlichen Druck sowohl vom Wasser als auch vom Wind ausgesetzt wird. Schlimmstenfalls kentert es. Diese Gefahr ist aber leicht vermeidbar, indem das Schiff vor der Wende etwas *abfällt,* also den Wind stärker von der Seite nimmt (*halber Wind*). Dadurch wird es schneller. Jetzt muss es zur Windrichtung zügig *anluven* und kann dann rasch *durch den Wind* gesteuert werden.

Die Fahrt gegen den Wind ist ein schönes Gleichnis für unser Leben: Will oder muss man sich gegen den Strom des Lebens bewegen, dann sollte man sich dieser Wucht nicht frontal aussetzen, sondern sie etwas schräg nehmen und gelegentlich eine *Wende* durchführen, um das gewünschte Ziel mit kleinen Abweichungen zu erreichen.

Es kann natürlich sein, dass das gewünschte Ziel genau in der Windrichtung liegt. Das Schiff fährt dann *vor dem Wind* und wird mit weit geöffneten Segeln praktisch geschoben. Der direkte achterliche Wind sollte aber vermieden werden, weil in diesem Fall die Ruderwirkung verloren geht und das Schiff ungewollt in schaukelnde Bewegungen geraten kann, die schwer einzufangen sind. Daher wird der achterliche Wind in der Regel *raum* genommen, d.h. schräg von hinten. Die Ruderwirkung bleibt auf diese Weise erhalten, aber man segelt nicht unbedingt auf jenem Kurs, auf dem man eigentlich segeln will. Deshalb muss das Schiff hin und wieder *mit dem Heck durch den Wind*, d.h. es bekommt den *raumen* Wind einmal von der Steuerbord- und einmal von der Backbordseite. So fährt es auch bei achterlichem Wind zickzackförmig am gewünschten Kurs entlang.

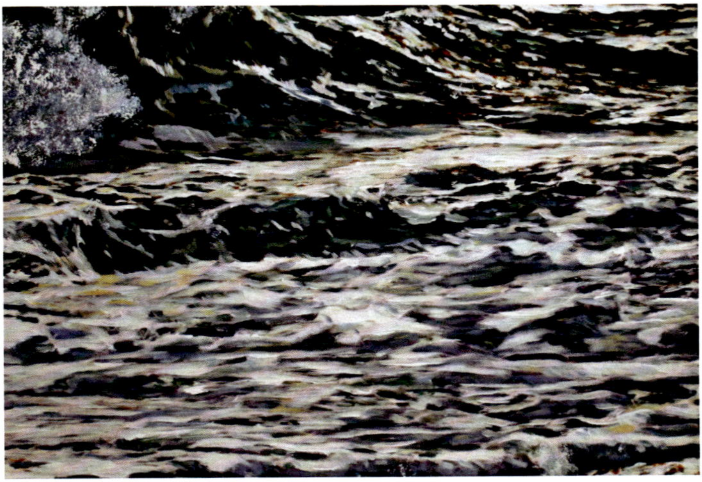

Windstärke 4

Das Manöver, bei dem das Heck *durch den Wind* geht, heißt *Halse*. Aber Vorsicht: Bei achterlichem Wind stehen die Segel weit offen. Geht das Heck *durch den Wind,* ist das Schiff kurz instabil, da kein Druck auf dem Ruder ist und alle Segel zur anderen Seite klappen. Das soll nicht ruckartig geschehen, sonst kann das Schiff Schlagseite bekommen und kentern. Daher werden die *Schoten* (Halteleinen) vor der Halse *dicht geholt,* d.h. in Längsrichtung des Schiffes gezurrt und nach dem Kurswechsel auf der anderen Seite wieder *aufgefiert*.

Der Buddhismus rät, *leicht mit dem Leben zu fließen.* Das gilt jedoch nicht für Lebenslagen, bei denen das Leben in destruktiver Richtung fließt. Dann kann ein Schiff vom Wind an Land gedrückt werden und an felsiger Küste zerschellen. Oft fließt der Lebensstrom allerdings in günstiger Richtung. Doch darf man sich von ihm nicht passiv treiben lassen, denn die sinnvollen individuellen Ziele liegen selten exakt in derselben Richtung. Auch dabei sollte man etwas schräg zur Windrichtung fahren, um die Ruderwirkung, die Autonomie des Handelns, zu behalten. Zuweilen ist der Kurs zu korrigieren. Aber: Vorsicht beim Kurswechsel mit achterlichem Wind. Man verliert leicht die Balance.

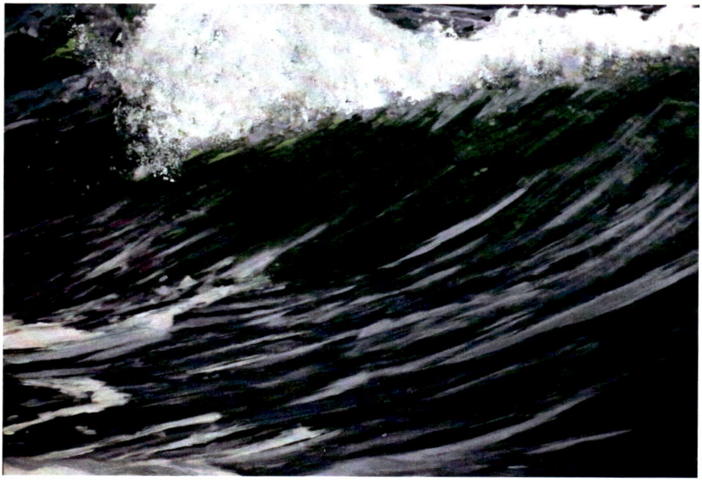

Windstärke 8

Besonders umsichtig muss sich die Besatzung bei schwerem Sturm verhalten – das müssen auch wir in den Stürmen des Lebens.

Die notwendigen Maßnahmen werden als *Abwettern* bezeichnet. Wichtig ist, dass das Schiff *immer Fahrt durchs Wasser* macht, damit die Ruderwirkung erhalten bleibt. Man unterscheidet zwischen *Fahrt durchs Wasser* (im Verhältnis zur Wasseroberfläche) und *Fahrt über Grund* (im Verhältnis zum Meeresboden). Beide sind nicht identisch, denn das Schiff kann Fahrt durchs Wasser machen, gleichzeitig aber keine Fahrt über Grund, falls es nämlich gegen eine entsprechende Strömung fährt. Die Fahrt über Grund wird beim *Plotten* des Kurses in die Seekarte eingetragen. Entscheidend für die Ruderwirkung ist jedoch die Fahrt durchs Wasser.

Solange es geht, sollte aktiv gesegelt werden. Dafür müssen die Segel verkleinert (*gerefft*) und notfalls bis auf eine kleine *Sturmfock* eingeholt werden. Nun wird *hart am Wind* gesegelt. Das Schiff macht zwar kaum *Fahrt über Grund*, bleibt aber ziemlich stabil. Der Bug darf allerdings auf keinen Fall in eine große entgegenkommende Welle einstechen. In diesem Fall droht ein schneller Untergang. Der Bug kann dabei nämlich so hinunter- und das Heck entsprechend hochgedrückt werden, dass das Schiff unter dem eigenen Gewicht sozusagen kopfüber im Meer versinkt.

Bei starkem Orkan können überhaupt keine Segel mehr gesetzt werden, nicht einmal die Sturmfock. Deshalb muss das Schiff notgedrungen ohne Segel *vor dem Wind ablaufen*. Der seemännische Ausdruck hierfür lautet *Lenzen vor Topp und Takel*. Der Wind sollte auch in diesem Fall *raum* (schräg von hinten) genommen werden, um die Ruderwirkung zu erhalten. Dafür muss das Schiff allerdings auch weiterhin *Fahrt durchs Wasser* machen, aber das tut es, weil der Rumpf und die Masten dem starken Wind ausreichend Widerstand bieten, damit ein Vortrieb zustande kommt. Im extremen Fall kann das Schiff mit nachgeschleppten Leinen, Treibankern und Seeankern zusätzlich stabilisiert werden.

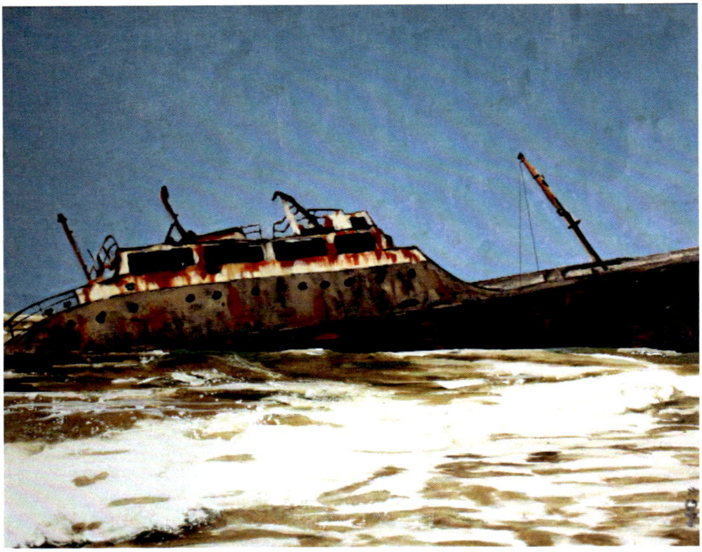

Ein Schiff in Seenot

Es gibt ein weiteres Manöver, das in diesem Zusammenhang erwähnt werden sollte. Schiffe haben keine Bremsen. Dies betrifft besonders Segelschiffe, weil Motorschiffe mithilfe der rückwärts laufenden Schraube eine gewisse Bremswirkung erzielen können. Die einzige Möglichkeit, ein Segelschiff bei Wind zu stoppen, ist ein Manöver, das als *Aufschießer* bezeichnet wird. Es erinnert an den Stopp-Schwung bei der Ski-Abfahrt. Dabei wird das Schiff absichtlich *in den Wind* (also frontal gegen den Wind) gesteuert. Durchgeführt wird dieses Manöver vor allem bei der Rettung Schiffbrüchiger (*Mann über Bord*) oder beim Anlegen an einer Pier, einem Steg bzw. einer Boje. Bei starkem Wind und auf hoher See ist dieses Manöver nicht ohne Risiko, weil die Ruderwirkung *im Wind* verloren geht, das Schiff möglicherweise quer zu den Wellen verdreht wird, Schlagseite bekommt und letztlich *aus dem Ruder läuft.*

Kleinere Reparaturen am Oberdeck und an der Takelage erledigen wir selbst, aber einmal im Jahr muss der Unterboden (das sogenannte *Unterwasserschiff*) überholt werden. Dabei geht es meistens nur um das Entfernen von Algen und Muscheln sowie um einen neuen Anstrich, aber manchmal sind auch größere Reparaturen durchzuführen. Das Schiff wird dafür in einem Dock *trockengelegt*. Als Dock bezeichnet man eine große technische Anlage, in der ein Schiff trocken aufgebockt wird. Dabei werden zwei Arten unterschieden, nämlich das *Trocken*- und das *Schwimmdock*.

Ein *Trockendock* ist ein großes, geflutetes Bassin mit einer offenen Seite, durch die das Schiff hineingezogen wird. Am Boden werden sogenannte *Pallen* befestigt, auf denen später der Kiel aufsitzt. Das Schiff wird darüber ausgerichtet und fixiert. Dann wird die offene Seite des Docks mit einem wasserdichten Tor geschlossen und das Wasser abgepumpt, bis das ganze Dock trocken liegt. Nun kann der Boden betreten und das Schiff von unten bearbeitet werden.

Das Dock, das wir regelmäßig benutzen, liegt im Hafen von Mania. Es ist kein Trocken-, sondern ein Schwimmdock und sieht aus wie eine große, eiserne Rinne mit dicken Wänden. Darin befinden sich zahlreiche Kammern, die wahlweise mit Wasser oder Luft gefüllt sind. Zunächst lässt man so viel Wasser einlaufen, bis der Boden des Docks knapp tiefer liegt als der Kiel des Schiffes, das gehoben werden soll. Vorher wurden die Pallen justiert, auf denen der Kiel später aufsitzt. Wenn das Schiff eingefahren, korrekt ausgerichtet und fixiert ist, wird das Wasser aus den Kammern gepumpt. Das Dock steigt mit dem Schiff langsam auf, bis der Boden oberhalb der Wasseroberfläche liegt und betreten werden kann.

5. Die Insel Escondida

Die Insel Escondida ist der Kraterrand eines schlafenden, unterseeischen Vulkans auf dem Meeresgrund, der rund 4000 m hoch ist. Nur 200 m ragen aus dem Wasser. Den tiefsten Teil der eingestürzten Caldera hat das Meer geflutet, er bildet jetzt eine Lagune. Der gewaltige Berg ist ungefähr so groß und sieht aus wie der Fuji. Einziger Unterschied ist, dass er unter Wasser liegt. Unter ihm brodelt flüssiges Magma, das in der Frühgeschichte unseres Sonnensystems entstand. Knapp darüber leben wir auf einem immer noch glühenden Planeten, der seit Milliarden von Jahren still und regelmäßig durch ein riesiges, dunkles und eiskaltes Vakuum kreist.

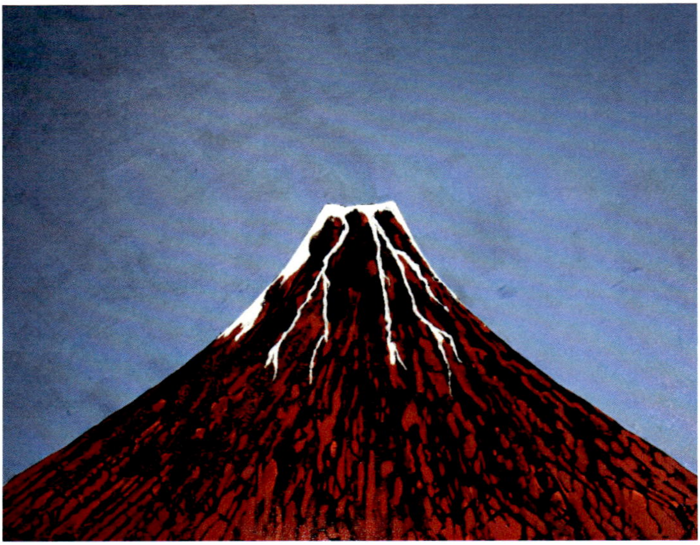

Der Fuji

Es scheint, als strebe der Berg wie eine Pflanze zum Licht. Er ist dem Himmel schon nähergekommen. Es gibt eine geheimnisvolle Kraft, die eigenmächtig aus der Materie drängt und sie verändert, aber es gibt ebenso eine Kraft, die aus einer anderen Dimension zu stammen scheint. Sie lenkt die Entwicklung der Materie in eine bestimmte Richtung, wie das Licht das Wachstum der Pflanzen steuert. So wird auch unser menschliches Leben in eine bestimmte Richtung gelenkt. Das klingt interessant, aber stimmt es auch? Wer weiß? Vielleicht, vielleicht auch nicht – wie fast alles, was einem zu dem Thema einfällt.

Abgesehen von unserem Garten und dem Olivenhain ist die Insel von einer natürlichen Vegetation bedeckt. Sie ist subtropisch bis mediterran. Manchmal hat man den Eindruck, dass uns die Natur etwas mitteilen will. Aber was eigentlich?

Bei schwachem Wind aus östlicher Richtung kann man morgens ein interessantes Phänomen beobachten. Gegen das Licht der aufgehenden Sonne sieht man Nebelschwaden über die Klippen ziehen und in der Caldera absinken. Der Grund ist folgender: Die Luft ist zu dieser Tageszeit bereits recht warm und entsprechend feucht. Der auflandige Wind lenkt sie an der kühleren Steilküste nach oben, wobei sie kondensiert. Der Nebel wird über die Klippen geweht und fällt in die Caldera, die morgens noch schattig und kühl ist. Ein Teil des Nebels fällt dann als Tau auf den Boden. Dieses Phänomen gibt es bei allen Windrichtungen, aber nur bei östlichem Wind und gegen das Licht der aufgehenden Sonne kann man es gut beobachten.

Der morgendliche Tau reicht aus, um in der Caldera eine üppige Vegetation gedeihen zu lassen. Die gelegentlichen Gewitter sind diesbezüglich gar nicht so wichtig, weil das Regenwasser rasch in den Felsspalten verschwindet. Wichtig ist das Grundwasser allerdings in anderer Hinsicht. Es speist nämlich jenen Bach, aus dem wir unser Brauchwasser beziehen.

Auf der westlichen Seite der Lagune, wo unser Garten liegt, wachsen hauptsächlich Gräser, Büsche und kleine Bäume. Auf der nördlichen Seite stehen viele Eukalyptus-Bäume und Korkeichen. Auf der östlichen Seite liegt eine ausgedehnte Grasfläche, die wir *die große Wiese* nennen, darüber ein dichter Mischwald, unser *Zauberwald*.

An der südlichen Seite der Lagune wächst nichts mehr, denn dort gibt es nur noch hohe Felsen – und gleich dahinter beginnt das Meer.

Die Vegetation wird mit zunehmender Höhe immer spärlicher. Das liegt allerdings nicht an der Höhe an sich, sondern an den steilen, steinigen Hängen. Ganz oben wachsen nur noch einige knorrige Bäume, aber hauptsächlich Flechten. Bei ihrem Anblick fühlt man den sonderbaren Drang der Mineralien, in Leben überzugehen.

Doch wie kamen die Pflanzen hierher? Vermutlich auf dieselbe Weise wie im Fall anderer Inseln: Samen kamen mit den Vögeln und mit dem Wind. Überdies wurde immer wieder Treibgut angeschwemmt, zum Beispiel Baumstämme, Äste und langarmige Algen. Manchmal waren das wohl regelrechte Flöße, die ebenfalls Samen, aber auch Pflanzen und Pflanzenreste transportierten. Manche konnten an Land wieder Wurzeln bilden und austreiben. Auf dieselbe Weise kamen wahrscheinlich viele kleine Tiere auf die Insel, z.B. Insekten, Eidechsen, Schlangen, Mäuse und Vögel, die keine größeren Entfernungen fliegen können. Stechmücken gibt es zum Glück nicht, außer einzelnen, die mit dem Wind hergeweht werden oder als schwarze Passagiere auf meinem Schiff mitreisen. Doch auf der Insel können sie sich nicht vermehren, weil es nirgendwo stehendes Süßwasser gibt.

Größere Tiere leben hier nicht – mit Ausnahme unserer Haustiere (Schafe, Alberich, Helmut), großer Seevögel, verwilderter Ziegen und der Hirsche. Diese stammen vom Festland. Als dort ein Wald in Brand geriet, wurden viele Tiere ans Ufer getrieben und sprangen panisch ins Wasser – so auch einige Hirsche. Es ist vielleicht nicht bekannt, dass Hirsche recht gut schwimmen können. Wir sind damals an jener Küste entlanggesegelt, um geflüchtete Menschen zu retten, aber wir haben keine Menschen gerettet, sondern die Hirsche. Wir haben sie aus dem Wasser gefischt und auf die Insel gebracht. Hier haben sie sich vermehrt, laufen frei herum und fühlen sich wohl.

Woher die verwilderten Ziegen stammen, wissen wir nicht. Als ich die Insel entdeckt habe, waren sie schon da. Immer wenn ich sie sehe, muss ich an Robinson Crusoe denken. Dieser Roman von Daniel Defoe beruht auf einer wahren Geschichte: Ein englischer Seemann namens Alexander Selkirk war Seemann auf einem englischen Freibeuterschiff, das die spanischen Silbertransporte zwischen Peru und Panama angreifen sollte (wie zuvor Francis Drake). Nach einem Zwischenstopp auf der chilenischen Insel Más a Tierra weigerte sich Alexander Selkirk, wieder an Bord zu gehen, nachdem er festgestellt hatte, dass das Schiff vom Schiffsbohrwurm befallen war. Es fuhr ohne ihn weiter und sank. Selkirk musste sich nun vor den Spaniern in Acht nehmen, da sie ihn als englischen Freibeuter hingerichtet hätten. Einmal legte eine spanische Galeere an. Selkirk wurde an seinem Aussichtspunkt gesehen und gesucht, aber nicht gefunden.

Bei Daniel Defoe, der die ganze Geschichte geografisch verlegt und inhaltlich verändert hat, findet sich ein interessantes Detail, das wohl der Wahrheit entspricht: Robinson begegnete wilden Ziegen. Auf vielen Inseln haben die Spanier tatsächlich Ziegen als lebenden Fleischproviant für ihre Schiffe ausgesetzt. So ist es wahrscheinlich, dass es auch auf Más a Tierra verwilderte Ziegen gab. Wir wissen nicht, ob die verwilderten Ziegen auf Escondida je als lebender Fleischproviant gedient haben. Heute sind sie es jedenfalls nicht mehr. Sie laufen frei auf der Insel herum.

Die Felsenküste rund um die Insel ist rötlich. Dies beruht auf einem Vulkangestein namens *Rhyolith,* das sogenannte Einsprenglinge aus rosafarbenem Feldspat enthält. Normalerweise werden Steine kaum beachtet, weil es so viele davon gibt. Dabei sind sie etwas Besonderes, denn sie sind uralt. Manche stammen sogar aus der Frühgeschichte unseres Planeten. Stellenweise findet man an der Küste auch jüngere Schichten aus ockerfarbenem Kalkstein, der aus den Schalen fossiler Kleinstlebewesen, Korallen, Muscheln u.Ä. besteht. Daran erkennt man, dass die Vulkanspitze lange Zeit unter der Wasseroberfläche lag, bevor sie als Insel emporgestiegen ist.

Im Kalkstein findet man gelegentlich auch größere Fossilien. Früher war es ein Rätsel, wie Skelette archaischer Meerestiere ins Gestein von Bergen gelangen konnten. Eine gängige These besagte damals, dass unfertige Lebewesen während der Schöpfung in der Erde stecken geblieben sind oder nur Prototypen waren, die sich als unbrauchbar erwiesen. Manchmal wurde auch vermutet, es handle sich um Relikte der Sintflut, die laut Altem Testament die gesamte Erde mit Ausnahme der Spitze des Ararat überflutet hat.

Die Erde innerhalb der eingestürzten Caldera ist braun. Sie besteht aus einer Mischung von zerriebenem Vulkangestein und Humusablagerungen aus abgestorbenem organischen Material. Der Strand der Lagune ist fast weiß. Er wird in die Lagune geschwemmt und besteht aus zerriebenen Muschelschalen. Diese stammen aus einem Korallengarten, der die Insel wie ein farbiger, schillernder Ring umschließt. Hier leben viele bunte Fische, die zwischen Korallen, See-Anemonen und Algen wie Kobolde herumhuschen.

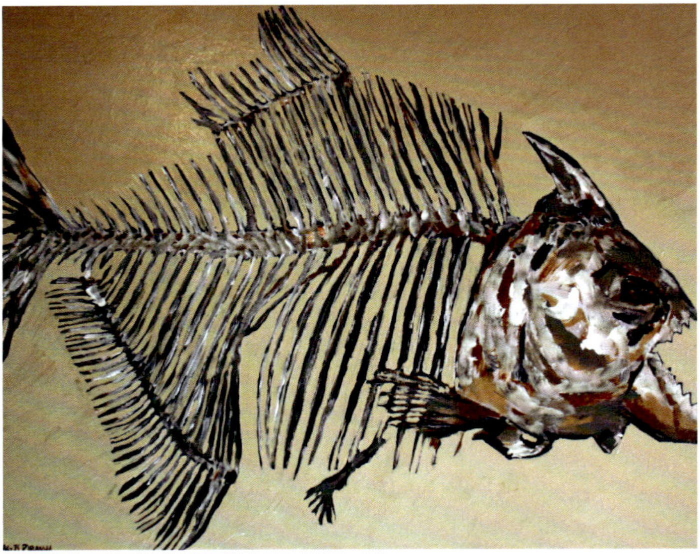

Eine Versteinerung am Kraterrand

Würde man an der Felswand dieses riesigen Berges hinabtauchen, käme man bald in eine ewige Finsternis, in der seltsame und schaurige Kreaturen leben. So ungefähr ist wohl die Hölle. Auf dem Meeresboden würde ein Mensch wie ein Brikett zusammengepresst – falls er nicht schon zuvor zerfetzt und aufgefressen worden wäre.

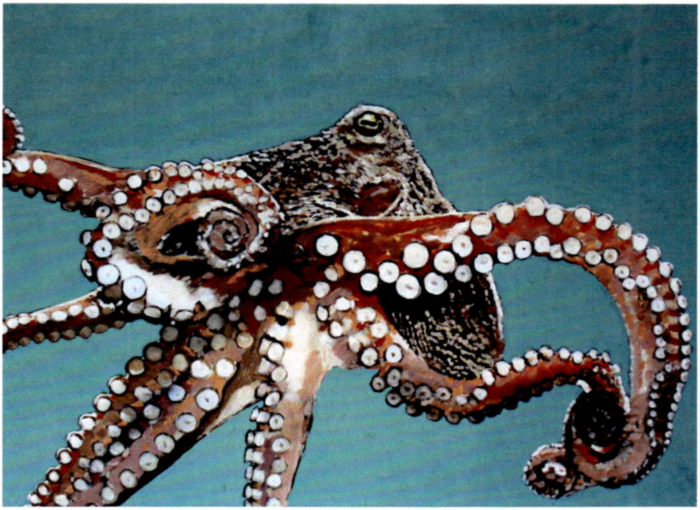

Krake

Wie ist es eigentlich möglich, dass in dieser dunklen und kalten Welt trotz des extremen Wasserdrucks Tiere leben? Es sind Fische, Garnelen, Seesterne, Seegurken, Muscheln, Kalmare, Schwämme und zahlreiche Arten von Bakterien. In 4000 m Wassertiefe ist der Druck 400mal so hoch wie an der Wasseroberfläche. Die Erklärung lautet: Tiere, die in dieser Tiefe leben, haben viel Wasser im Körper und praktisch keine Hohlräume, die zusammengepresst werden könnten.

Es gibt aber auch große Säugetiere, die bis zu 2500 m Tiefe tauchen können, z.B. Pottwale. Sie haben relativ kleine Lungen und können Sauerstoff in Muskeln und Blut speichern. So können sie 90 Minuten tauchen. In der Tiefsee jagen sie vorzugsweise Riesenkalmare.

An der westlichen Seite von Escondida staut sich eine kalte Grundströmung und steigt an der Flanke des Vulkans auf. Sie bringt sauerstoffreiches Wasser, Plankton und Krill an die Oberfläche. Deshalb wimmelt es dort von Fischen und Seevögeln. Manchmal sieht es aus, als würde das Wasser kochen.

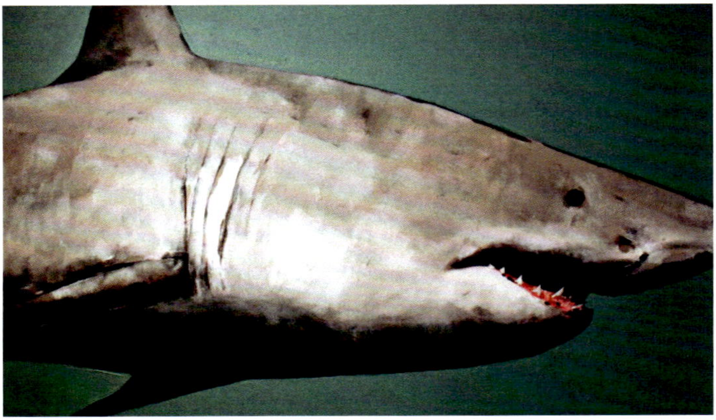

Hai

Die Geschichte des Lebens begann im Meer. Wir haben eine vage Erinnerung an diese bizarre, geheimnisvolle und gefährliche Welt. Sie liegt in unserem Unbewussten tief unten, sozusagen auf dem Meeresboden. Dort liegen auch die ertrunkenen Matrosen im dunklen Seemannsgrab, aber 4000 m über ihnen löst sich aus der Gischt ein Vogelschwarm, und über dem endlosen Meer wölbt sich das mächtige Licht eines neuen Frühlings. Niemand kann ihn aufhalten.

Wer auf Escondida ist, merkt nicht, wenn sie unsichtbar wird, denn dies wird sie nur, wenn man sie von außen betrachtet. Auf der Insel selbst geht das Leben seinen gewohnten Gang. Aber wo bleibt sie, wenn sie verschwindet? Sie versinkt ja nicht im Meer und taucht später wieder auf. Dann müsste der gesamte Vulkan ein Stück im Meeresgrund versinken und später wieder aufsteigen. Würde er im Meeresgrund versinken, würde seine Basis im Magma schmelzen und er könnte nicht wieder bis über die Wasseroberfläche aufsteigen. Zudem würde die normale Vegetation der Insel verschwinden. Die dort lebenden Menschen sowie die ans Land gebundenen Tiere würden ertrinken. Nein, die Insel versinkt nicht im Meer. Aber wo bleibt sie? Ich vermute, sie wird in eine andere Dimension versetzt.

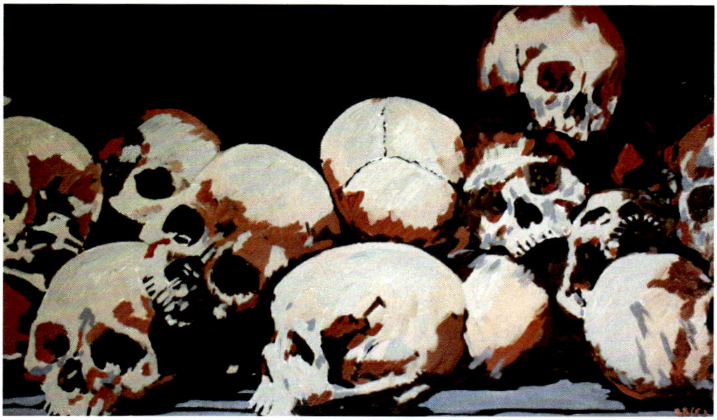

Das dunkle Seemannsgrab

Bevor ein Architekt ein Haus entwirft, baut er es sozusagen im Kopf. Dann zeichnet er den Bauplan. Schließlich kommen die Bauarbeiter und bauen das Haus. Es existiert nun als Idee, als Bauplan und als physischer Bau. Sollte Letzterer zerstört werden, kann ein exakt gleicher Bau nach der betreffenden Idee bzw. dem vorliegenden Bauplan neu errichtet werden. Sollte der Architekt sterben und seine Idee mit ins Grab nehmen, gibt es trotzdem noch den Bauplan und den fertigen Bau. Und sollte der Bauplan verloren gehen, kann ein Bauzeichner einen neuen auf Basis des fertigen Baus anfertigen.

Das Haus existiert also in drei Dimensionen. Ähnlich ist es wohl mit Escondida: Sie ist zunächst ein geistiger Entwurf, der sich als morphogenetisches Kraftfeld strukturiert und schließlich materialisiert – oder umgekehrt. Das Sichtbare ist also eine konkrete Realisierung des Unsichtbaren, das als geheimnisvolle Kraft hinter der materiellen Wirklichkeit steht. Und die materielle Wirklichkeit kann wieder unsichtbar werden – wie in den schwarzen Löchern des Universums.

6. El Chino und der Dschinn

Wie bereits erwähnt, wird der Erste Offizier im Spaß *El Chino* genannt. Je öfter ich den Namen gehört habe, umso vertrauter kam er mir vor. Ich kannte ihn irgendwoher. Plötzlich fiel es mir ein: Ein ähnlicher Name kommt in einem bekannten Märchen aus *Tausendundeine Nacht* vor, nämlich in *Aladin und die Wunderlampe*.

Ich konnte mich nur schemenhaft an das Märchen erinnern und habe es deswegen noch einmal gelesen. Es handelt von einem jungen Mann namens Aladin, der für einen Zauberer eine wundertätige Lampe aus einer Höhle herausholen soll. Bei der Übergabe kommt es zum Streit. Der Zauberer wird wütend und schließt Aladin mit der Lampe in der Höhle ein. Dieser kann sich erst nach Tagen mit der Hilfe eines magischen Rings befreien. Er hat die Lampe bei sich, und als er zufällig an ihr reibt, erscheint ein mächtiger, dienstbarer Geist. Er heißt *Dschinn* und erfüllt alle Wünsche seines Herrn. Aladin nutzt Dschinns Macht, wird reich und heiratet nach vielen Komplikationen die schöne Tochter des Sultans. Sein Glück ist nun vollkommen.

Der Begriff *Dschninn* ist etymologisch verwandt mit *Chinese* und *Chino*. Denn eine frühe Version dieser Geschichte handelt in China.

In vielen Märchen steckt eine tiefere Wahrheit, so auch in *Aladin und die Wunderlampe*. In der überlieferten Fassung ist diese tiefere Wahrheit allerdings schwer zu erkennen. Man muss dieses Märchen ganz anders erzählen, um seinen verborgenen Sinn zu verstehen.

Eine geheimnisvolle Gestaltungskraft, die unsichtbare Energie zu fester Materie verdichtet und Leben schafft, erfüllt das Universum. Aber sie zerstört auch Materie und Leben. Alles, was Gestalt annimmt, unterliegt stetem Wandel. Über diese geheimnisvolle Kraft wissen wir fast nichts, behaupten aber viel. Wir wissen auch nicht, welchen Sinn der ebenso wunderbare wie furchterregende Kosmos hat, der uns mit Milliarden Jahren und Kilometern umgibt. Doch es existiert noch ein anderer, allerdings ganz kleiner Kosmos, den wir leichter erforschen und verstehen können. Er befindet sich in uns selbst.

Die Menschen sind geistige Wesen auf einer langen Erfahrungsreise durch die Ewigkeit. In unserem Leben auf der Erde sind wir an einen Körper gebunden, der aus dem Tierreich stammt und eine Trieb- und Affektstruktur hat, die mit vielen Aspekten unseres Lebens in einem Spannungsverhältnis steht. Tiere leben in einem gefährlichen Umfeld. Sie töten andere Lebewesen, um sie zu fressen, seien es Pflanzen oder andere Tiere. Sie liegen entweder auf der Lauer oder sind ständig fluchtbereit. Sie sind wachsam, egoistisch, misstrauisch, listig und vorsichtig. Manche sind aggressiv, andere ängstlich.

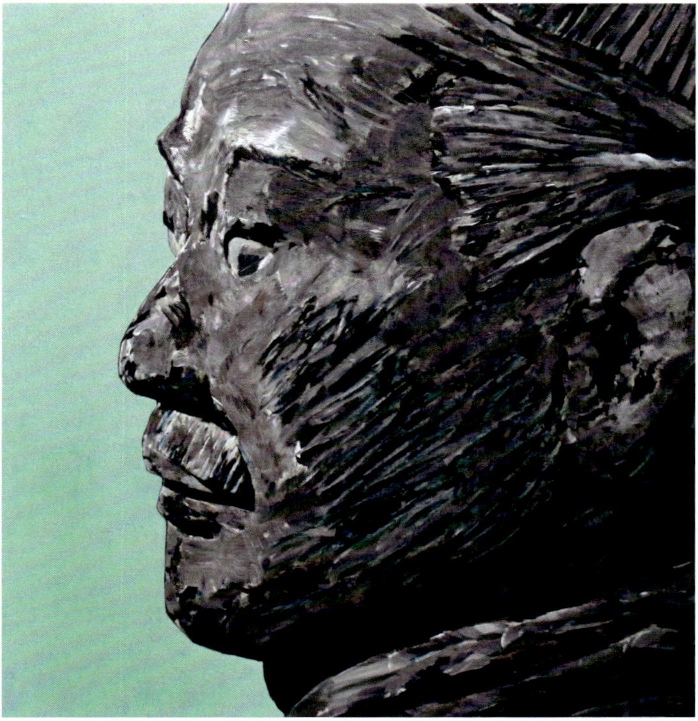

Mein Dschinn

Das alles haben die Menschen aus dem Tierreich geerbt. Zugleich haben sie ihr Umfeld so verändert, dass sie sich nicht mehr wie Tiere verhalten müssen. Das wollen sie auch nicht, aber das *können* sie auch nicht, selbst wenn sie es wollten. Das Ausleben der animalischen Trieb- und Affektstruktur ist in einer zivilisierten Gesellschaft unmöglich, denn sie basiert auf Regeln, Normen, Werten, Pflichten, Verlässlichkeit, Vertrauen, Disziplin, Zusammenarbeit und Rücksichtnahme. Der kulturelle Firnis, der über unserer biologischen Natur liegt, ist allerdings nur sehr dünn. Unter krisenhaften Bedingungen fallen die Menschen ganz schnell auf ein archaisches Niveau zurück.

Wenn man das Märchen *Aladin und die Wunderlampe* anders erzählt, könnte es so beginnen: Als Aladin geboren wurde, hatte er eine bestimmte genetische Ausstattung mit einigen Mängeln, aber auch mit vielen Talenten. Außerdem wurde ihm ein *Dschinn* zugeteilt, der ihm ein Leben lang dienen und helfen sollte. Dieser verfügte über große Macht, hatte aber keinen eigenen Willen und war sowohl unsichtbar als auch stumm. Deswegen wusste Aladin nicht, dass er überhaupt einen Dschinn hatte.

Aber dieser mächtige Diener war immer anwesend und musste nicht erst durch das Reiben an einer Wunderlampe herbeigezaubert werden. Er bewahrte Aladins Talente zunächst in einer goldenen Schachtel auf und gab sie ihm nach und nach, wenn es an der Zeit war. Doch Aladin kümmerte sich nicht darum. Die meisten seiner Talente interessierten ihn nicht. Er verstand nicht, dass der Sinn des Lebens gerade darin besteht, die eigenen Talente zu entfalten, um sich selber zu verwirklichen und die Welt ein wenig besser zu machen.

Heute sprechen wir nicht mehr von einem Dschinn, sondern vom Unbewussten. Dieses ist kompliziert, widersprüchlich und im Vergleich zum Bewussten sehr groß, vergleichbar mit jenem Teil eines Eisbergs, der unter der Wasseroberfläche liegt. Nur ein kleiner Teil ragt darüber hinaus. Reduziert man das Unbewusste auf seinen wesentlichen Kern, dann wird die allegorische Gestalt des Dschinn erkennbar. Sie hilft uns, jene geheimnisvolle Energie besser zu verstehen, die unser Leben nicht nur gestaltet, sondern auch erhält.

Ein Dschinn verfügt über erstaunliche Fähigkeiten. Er kann aus einer winzigen befruchteten Eizelle einen fertigen Menschen erschaffen. Überdies kontrolliert er alle Lebensvorgänge und sorgt dafür, dass unsere fleißigen Organe Tag und Nacht klaglos für uns arbeiten. Er bemüht sich nach Kräften, den ihm anvertrauten Menschen gesund zu halten, soweit er nicht daran gehindert wird und dies im Rahmen der Naturgesetze möglich ist. Ein abgetrenntes Bein kann er zwar nicht nachwachsen lassen, doch er ist in der Lage, viele Krankheiten zu heilen. Schließlich hat er den betreffenden Körper selber erschaffen und kennt all seine Bestandteile und Vorgänge – ähnlich wie ein Ingenieur, der eine Maschine gebaut hat und am allerbesten weiß, wie man sie repariert, wenn sie einen Defekt hat.

Aladin machte es seinem Dschinn allerdings schwer, denn er lebte ungesund und neigte zu negativen Gedanken. Diese gingen einher mit negativen Gefühlen wie Hass, Neid, Wut, Ärger, Groll, Gram, Egoismus, Rücksichtslosigkeit, Misstrauen, Spott, Eitelkeit, Aggressivität, Maßlosigkeit, Zynismus, Machtstreben, Gier, Kritiksucht, Pessimismus und Ängsten aller Art. Positive Gedanken und Gefühle empfand er als langweilig und machte sich darüber lustig. Liebe, Friedfertigkeit, Geduld, Güte, Demut, Harmonie, Freude, Hilfsbereitschaft, Dankbarkeit, Vertrauen und Bescheidenheit – all das war in seinen Augen etwas für Schwächlinge und blauäugige Träumer.

Trotzdem litt er unter seinen negativen Gedanken und Gefühlen, denn sie belasteten ihn. Aber sie kamen einfach über ihn, und er konnte sich nicht gegen sie wehren. Hätte er seinen Dschinn um Rat gefragt, hätte ihm dieser Folgendes gesagt: ‘Kein Mensch muss ein wehrloses Opfer der eigenen Gedanken und Gefühle sein. Es gibt nämlich eine höhere Instanz, die alles, was im Bewusstsein geschieht, aus einem gewissen Abstand beobachten und beurteilen kann. Diese Instanz kann auch entscheiden, ob sie einen bestimmten Gedanken oder ein bestimmtes Gefühl zulassen möchte oder nicht. Mit einiger Übung kann man Kontakt zur höheren Instanz bekommen. Man lernt dabei, sein eigenes Bewusstsein sozusagen von außen zu betrachten und es mit Konzentration, Stetigkeit, Geduld und positiven Visualisierungen in eine gewünschte Richtung zu lenken.’

Wer sich dieser Instanz allerdings verschließt, der wird von einer Flut negativer Gedanken und Gefühle überschwemmt. Diese speisen sich aus ungelösten Konflikten der Vergangenheit und unbewältigten Erlebnissen der Gegenwart, oder sie entstammen unserer animalischen Natur und haben fast immer mit Rivalität, Aggression, Schmerz und Angst zu tun.

Es gibt eine ganz einfache Formel für ein glückliches Leben, sofern es keine störenden Einflüsse von außen gibt wie Katastrophen, Unfälle, Infektionen, extrem schlechte Lebensbedingungen und dergleichen. Diese Formel lautet: Gute Gedanken bewirken gute Gefühle; diese bewirken gute Beziehungen sowie gute Erlebnisse; und alle zusammen bewirken eine gute Gesundheit sowie ein glückliches Leben. Aladin kannte diese einfache Formel nicht. Er lebte nach einer ganz anderen Formel: Schlechte Gedanken bewirken schlechte Gefühle; diese bewirken schlechte Beziehungen sowie schlechte Erlebnisse; und alle zusammen bewirken eine schlechte Gesundheit sowie ein unglückliches Leben.

Fazit: Das Leben fließt von innen nach außen. Unser Bewusstsein konkretisiert sich in unserem Leben – genau das bewirkt der Dschinn.

Er bemüht sich, all das zu realisieren, woran wir fest glauben oder was wir stark fürchten. Wenn wir davon überzeugt sind, dass unser Leben ein mühsamer Kampf ist, dann wird unser Leben tatsächlich ein mühsamer Kampf. Wenn wir große Angst davor haben, dass unsere Ehe in die Brüche geht, dann wird sie tatsächlich in die Brüche gehen. Wenn wir der festen Meinung sind, dass wir ständig hintergangen und betrogen werden, dann werden wir tatsächlich ständig hintergangen und betrogen. Wenn wir von einer düsteren Ahnung geplagt werden, dass wir an einer schrecklichen Krankheit sterben werden, dann werden wir tatsächlich an einer schrecklichen Krankheit sterben. Und wenn wir fest daran glauben, dass unser Leben gesund und glücklich ist, dann wird und bleibt unser Leben im Rahmen realistischer Rahmenbedingungen tatsächlich gesund und glücklich. So einfach ist das.

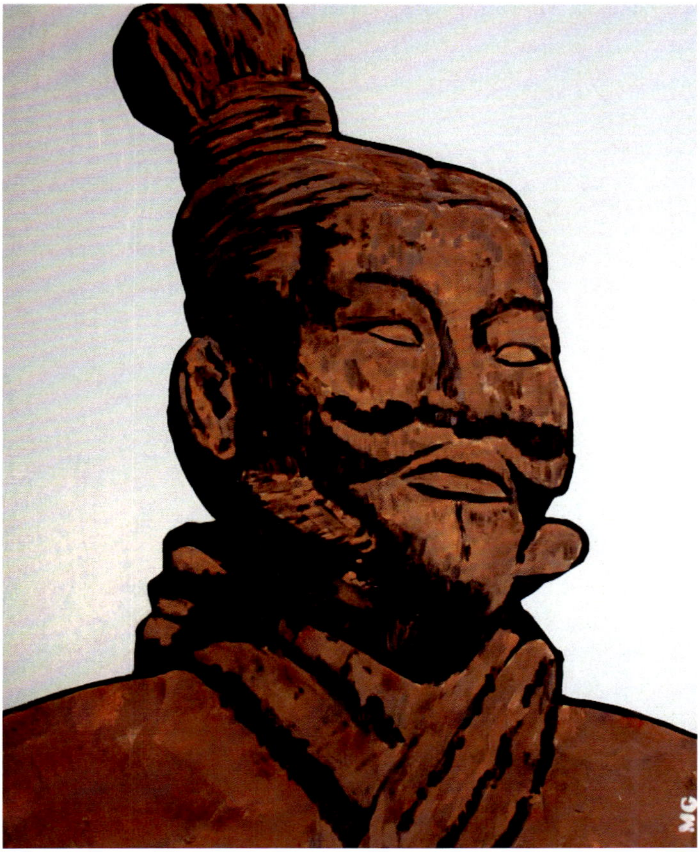

Der Dschinn des Ersten Offiziers

Das ganze Geheimnis der Lebenskunst besteht also darin, einen festen Glauben an ein gesundes und glückliches Leben zu entwickeln und diesen Glauben mit positiven Vorstellungen zu unterstützen. Dann tritt der Dschinn in Aktion und macht sich an die Realisierung. Dabei ist er sehr erfindungsreich. Oft muss er viele Umwege organisieren und überraschende Fügungen arrangieren. Er braucht immer einige Zeit, um seine Aufträge zu realisieren – manchmal mehr, manchmal weniger.

Der gegenwärtige Zustand eines Menschen ist das Ergebnis seines früheren Bewusstseins. Wenn er will, dass sein Zustand besser wird, muss er zuvor sein Bewusstsein ändern, denn darauf reagiert der Dschinn. Dieser kann allerdings keine Wünsche erfüllen, die außerhalb jeglicher Realität liegen. Er verfügt zwar über erstaunliche Fähigkeiten, doch diese bewegen sich stets im Bereich des Möglichen.

Die Aufträge an den Dschinn sind etwas Anderes als Gebete. Im Gebet werden Wünsche an eine höhere Macht außerhalb von uns gerichtet. Der Dschinn hingegen lebt und wirkt in uns. Der Begriff *Gebet* kommt von *Bitten*. Man muss den Dschinn aber nicht bitten, denn er ist ein ergebener Diener und verrichtet alle Aufgaben nach besten Kräften. Im Gegensatz zum normalen Diener reagiert er jedoch nicht auf direkte Befehle. Die Aufträge, die er versteht und befolgt, sind – wie erwähnt – feste Überzeugungen und starke Gefühle.

Mit einiger Übung kann man lernen, sich auf die positiven Aspekte des Lebens zu konzentrieren, fest daran zu glauben und sie durch entsprechende Visualisierung fantasievoll zu verstärken. Den Rest besorgt der Dschinn. Wir können also gelassen warten, im Vertrauen darauf, dass der Dschinn all das, was uns innerlich am meisten bewegt, bestmöglich realisieren wird. Genauso ist es, wenn wir einen Handwerker bestellen, der einen defekten Wasserhahn reparieren soll. Wir wissen zwar nicht genau, wann er kommt, aber wir können sicher sein, dass der Wasserhahn in absehbarer Zeit repariert wird.

Konzentriert man sich aber nicht auf die positiven Aspekte des Lebens, wird man von negativen Gedanken, Gefühlen und Ängsten beherrscht. Auch diese versucht der Dschinn zu realisieren, weil er sie für seine Aufträge hält. Er unterscheidet nicht zwischen guten und schlechten Aufträgen, sondern erledigt alle gleichermaßen.

So wie ein böser Herr seine Diener im Lauf der Zeit widerspenstig werden lässt, bis sie anfangen, ihm zu schaden, begann auch Aladins Dschinn, seinem Herrn allerlei Unpässlichkeiten und Krankheiten zu bereiten, um ihn auf den rechten Weg zu zwingen.

Krankheiten sind Botschaften. Aber Aladin verstand nicht, warum er sich immer schlechter und kränker fühlte, und der Dschinn konnte ihm das nicht erklären, weil er stumm und unsichtbar war.

Aladin ahnte nicht, dass dieser treue, fleißige und wundertätige Diener überhaupt existierte.

Mit Hilfe seines Dschinn wurde Aladin ein reicher und mächtiger Mann. Als größten Erfolgs seines Lebens betrachtete er die Hochzeit mit der wunderschönen Tochter des Sultans. Aber er liebte sie im Grunde nicht. Vielmehr war sie für ihn so etwas wie eine Jagdtrophäe, die er stolz zur Schau stellte. Die Prinzessin hasste ihn dafür. Er blieb ein Opfer seiner negativen Gedanken und Gefühle. Im Lauf der Jahre wurde er hart und verbittert. Schließlich verlor er alle Freunde und lebte einsam in seinem großen Schloss.

Eines Tages wurde sein Dschinn sichtbar und konnte sprechen.

Aladin erschrak und fragte:

A: *Wer bist du?*

Der Dschinn antwortete:

D: *Ich bin dein Dschinn. Bis heute war ich dein treuer Diener und habe mich darum bemüht, all deine Aufträge gewissenhaft zu erfüllen.*

A: *Ich habe dir nie einen Auftrag erteilt. Ich wusste nicht einmal, dass es dich gibt. Was sollen das für Aufträge gewesen sein?*

D: *Ein Dschinn reagiert nicht auf direkte Befehle, sondern auf feste Überzeugungen und intensive Gefühle. Diese versucht er, nach besten Kräften in die Wirklichkeit zu übertragen. Ich habe genau das verwirklicht, was dich innerlich am meisten bewegt hat.*

A: *Warum hast du mich nicht glücklich gemacht, wenn du so viel Macht hast und zugleich mein Diener bist?*

D: *Ich bekam von dir nicht den Auftrag, dich glücklich zu machen. Ich habe dein Leben stattdessen so gestaltet, wie es deinen Überzeugungen und Gefühlen entsprach, und diese waren größtenteils negativ.*

A: *Warum hast du mir nie gesagt, dass du existierst und mir dienst?*

D: *Weil ich stumm und unsichtbar war. Ich habe mich offenbart, so gut ich konnte. Wärest du empfindsamer und aufmerksamer gewesen, hättest du gespürt, was ich alles für dich getan habe und hätte tun können. Und hättest du dich auf die positiven Aspekte des Lebens konzentriert, wärst du heute ein glücklicher Mann.*

A: *So ein Unsinn! Ich wollte nie unglücklich sein.*

D: *In der Tat, aber du hast nichts dafür getan, glücklich zu werden. Ich hätte dir dabei geholfen.*

A: *Hätte ... könnte ... würde ... Wie auch immer: Was geschieht jetzt?*

D: *Meine Dienstzeit bei dir ist heute zu Ende. Ohne mich kannst du nicht weiterleben.*

A: *Und warum nicht? Ich brauche dich überhaupt nicht!*

D: *Oh doch! Kein Mensch kann ohne seinen Dschinn leben.*

A: *Das glaube ich nicht. Aber falls es stimmt: Was geschieht mit dir?*

D: *Ich weiß es nicht. Vielleicht bekomme ich eine neue Aufgabe und hoffe, dass sie diesmal erfreulicher wird. Schließ jetzt die Augen. Ich gehe.*

7. Ein nächtlicher Segeltörn, ein schwarzer Passagier und ein fremdes Schiff

Abends, am Rosenmontag, haben wir in Margese abgelegt. Diesseits der weißen Küstenlinie begann eine ganz andere, geheimnisvolle Welt. Externa wurde umso schöner, je weiter wir uns entfernten. Nach einiger Zeit wirkte die Küste unbewohnt. So sahen vielleicht viele Küsten in Amerika aus, als sie von den Spaniern und Portugiesen entdeckt wurden.

Das Wasser schien schwerer zu sein als üblich und hatte einen stumpfen, silbernen Glanz – wie flüssiges Blei. Langsam entschwand das Land. Über ihm lag eine seltsame Schwermut. Zuletzt vermischte sich die Küstenlinie mit dem feinen, violetten Dunst des Abends.

Die Pythia segelte mit gleichmäßigem Rauschen durch die vom ablandigen Wind gedehnten Wellen. Dann waren wir ganz allein auf einer grenzenlosen, dunklen Fläche, vor uns eine riesige Horizontale.

Später wölbte sich ein prächtiger, schweigender Sternenhimmel über uns. Er wirkte richtig räumlich. Ich bekam eine ganz plastische Vorstellung von der unendlichen Tiefe des Kosmos und fühlte mich auf seltsame Weise spirituell berührt. Der Himmel wurde langsam genauso schwarz wie das Meer, sodass ich die Illusion hatte, als wäre ich irgendwo mitten im dunklen Universum. So ist es in der Tat, doch wir verdrängen diese Wahrheit gerne, weil sie uns ängstigt.

Jetzt ist es Mitternacht. Das Wasser ist inzwischen spiegelglatt. Der Erste Offizier steht auf der Brücke, blickt durch den Sextanten und *schießt* den Polarstern, d.h. er bestimmt den Winkel zwischen Polarstern und Horizont. Bei guter Sicht navigieren wir nach den Sternen. Das tun wie auch bei Tag und orientieren uns dabei an der Sonne. Wir betreiben die Sternennavigation nicht nur aus sentimentalen Gründen und weil wir der Ansicht sind, sie passe gut zu einem alten Gaffel-Schoner. Wir wollen auch in Übung bleiben, sollten die modernen Navigationsgeräte einmal ausfallen.

Letztlich geht es bei der Navigation um zwei Fragen: Wo bin ich genau, und auf welchem Kurs komme ich zum gewünschten Ziel? Das sind zwei Fragen, die auch für unser Leben relevant sind. Um diese Fragen in der Seefahrt beantworten zu können, braucht man eine Positionsbestimmung, eine Seekarte und einen Kompass.

Es gibt verschiedene Ortungssysteme sowohl vom Schiff als auch vom Land. Seit die Satellitenortung über GPS überall verfügbar ist, sind sie größtenteils überflüssig geworden. Jetzt gibt es sogenannte *Kartenplotter*, die den relevanten Ausschnitt der Seekarte mit der Position und dem Kurs des Schiffes auf einem Display anzeigen.

Aber wie hat man früher die Position bestimmt, als es die modernen Ortungssysteme noch nicht gab? Man hat genau das getan, was wir auch heute noch auf der Pythia tun: Sofern Land in Sicht ist, orientieren wir uns tagsüber an bestimmten Landmarken und nachts an Leuchttürmen. Wenn kein Land in Sicht ist, richten wir uns tagsüber nach der Sonne und nachts nach den Sternen. Sie stehen zu einer bestimmten Zeit an einer bestimmten Position. Ihre Höhe über dem Horizont lässt sich mit einem Sextanten bestimmen.

Da es auf der Erde verschiedene Zeitzonen gibt, verwendet man in der Seefahrt aus praktischen Gründen die einheitliche, sogenannte *Weltzeit*. Sie ist identisch mit der regionalen Zeitzone der Sternwarte von Greenwich (in der Nähe von London) und heißt deswegen *Greenwich-Zeit*.

Um die geografische Länge zu bestimmen, braucht man das aktuelle Datum, die genaue Greenwich-Zeit und den gemessenen Höhenwinkel des betreffenden Sterns zum Horizont. Mit diesen Daten lässt sich die geografische Länge in einer sogenannten *Sternkarte* finden. Hierbei handelt es sich um ein Kompendium astronomischer Tabellen, das jährlich für spezifische geografischen Zonen erstellt und veröffentlicht wird.

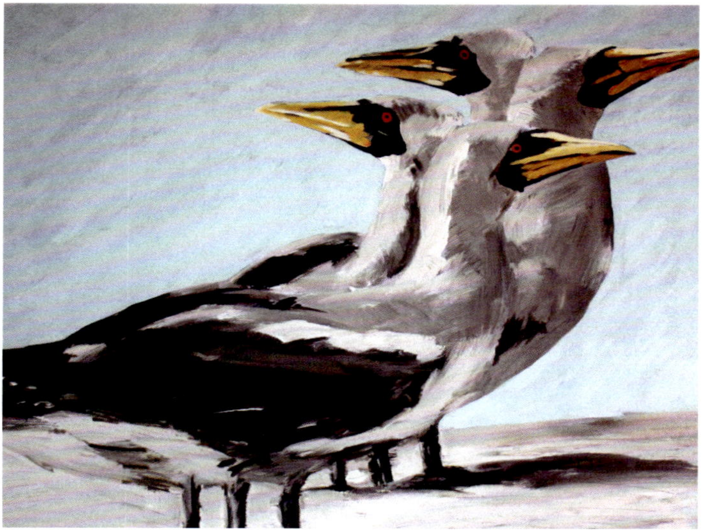

Große Vögel an Deck

Die Bestimmung der *geografischen Breite* ist hingegen – zumindest auf der Nordhalbkugel – ganz einfach, weil der helle Polarstern (*Stella Polaris*) im Sternbild Kleiner Bär ziemlich genau den nördlichen Himmelspol markiert, also in der nördlichen Verlängerung der Erdachse liegt. Hierbei handelt es sich nur scheinbar um einen einzelnen Stern. Tatsächlich ist dieser helle Punkt am nördlichen Firmament ein Dreifachsystem, dessen größter Stern ein sogenannter *Überriese* ist, der 2000mal heller als unsere Sonne strahlt. Der Winkel zwischen dem Horizont und den Polarstern ist immer identisch mit der geografischen Breite, auf der man sich gerade befindet. Warum das so ist, kann schnell erklärt werden, aber vielleicht mag der Leser dies kleine Rätsel selber lösen. Da wir schon dabei sind: Warum vertauscht ein Spiegel eigentlich rechts und links, aber nicht oben und unten?

Auf der südlichen Halbkugel ist die Bestimmung der geografischen Breite nicht so einfach, weil sich in der Verlängerung der Erdachse nach Süden nur ein lichtschwacher Stern befindet: *Polaris Australis*. Mit bloßem Auge ist er kaum zu erkennen. Da er für die Seefahrt früher aber wichtig war, wurde seine Position meist theoretisch konstruiert, indem man die Längsachse vom Kreuz des Südens um eine bestimmte Anzahl von Winkelgraden nach unten verlängerte.

Sobald man die jeweilige geografische Länge und Breite in die Seekarte eingetragen hat, kennt man die aktuelle Position. Aber sehr genau ist dieses Verfahren nicht, weil ein kleiner Sextant naturgemäß nicht die Präzision eines großen stationären Teleskops hat und die Messgenauigkeit durch die schaukelnden Bewegungen des Schiffes zusätzlich beeinträchtigt wird. Die Fehlermarge der Sternennavigation mithilfe des Sextanten liegt im Bereich von ungefähr einer Seemeile, also knapp zwei Kilometern. Besonders in Gewässern mit gefährlichen Untiefen und in Küstennähe kann man sich auf diese Ortung also nicht verlassen.

Manchmal denke ich, ich wäre gern Astronom geworden, aber vielleicht ist es besser, dass ich es nicht geworden bin, denn mein Zugang zum Weltraum ist vor allem emotionaler und spiritueller Natur.

Sternennavigation bei bedecktem Himmel ist nicht möglich. Sofern man über keine elektronische Ortung verfügt und keine Landmarken erkennen kann, lässt sich die aktuelle Position nur ungefähr bestimmen, indem die geschätzte Fahrt über Grund auf dem wahrscheinlich gelaufenen Kurs in die Seekarte eingetragen wird. Dieses Verfahren heißt *Plotten*.

Aus heutiger Sicht muss man den früheren Seefahrern größten Respekt zollen, weil sie es geschafft haben, unter schwierigsten navigatorischen Bedingungen die ganze Welt zu bereisen – mit schwerfälligen Schiffen, ungenauen Messinstrumenten, keinen bzw. unzuverlässigen Seekarten und bei zum Teil extremem Wetter.

Zwischen dem gewünschten Ziel und der aktuellen Position wird auf der Seekarte eine gerade Linie gezogen. Auf diesem Kurs sollte das Schiff idealerweise fahren. Der entsprechende Winkel zur Nordrichtung lässt sich auf der Seekarte ablesen. Nach diesem Winkel steuert der Rudergänger das Schiff. Aber wie macht er das? Als der

Kompass noch nicht erfunden war, behalf man sich mit einfacher Navigation nach der Sonne oder bekannten, gut sichtbaren Sternen und vertraute ansonsten auf Gefühl und Erfahrung.

Der Magnetkompass bedeutete eine Revolution, denn dessen Nadel richtet sich nach dem Magnetfeld der Erde und zeigt immer nach Norden – aber leider nicht ganz genau, denn es gibt eine sogenannte *Missweisung*. Sie beruht teils darauf, dass die magnetischen Pole der Erde mit den geographischen Polen nicht identisch sind. Aber auch darauf, dass lokale Störungen bzw. Verzerrungen des Magnetfelds zu einer falschen Anzeige führen können. In der Nähe der Pole ist ein Magnetkompass praktisch unbrauchbar.

Eine bessere Alternative ist der viel später erfundene Kreiselkompass, der unabhängig vom Magnetfeld der Erde funktioniert. Sein Prinzip ist einfach und genial: Ein kleines, schweres Schwungrad wird von einem Elektromotor auf hohe Umdrehungen gebracht. Wenn dieses mechanische System kardanisch aufgehängt ist, behält die Achse ihre ursprüngliche Ausrichtung immer bei. Letztere wird anhand von festen Landmarken geeicht und von Zeit zu Zeit überprüft, weil die kardanische Aufhängung eine schwache Reibung hat, wodurch mit der Zeit minimale Abweichungen entstehen können. Einen solchen Kreiselkompass verwenden wir an Bord der Pythia.

Heute hatten wir wieder starken Wind von achtern, hohe Wellen überholten das Schiff. Es machte schlingernde Bewegungen. Der Bug und das Heck stiegen abwechselnd aus dem Wasser. Das Schiff *rollte* und *stampfte*, wie es in der Seemannssprache heißt. Auf beiden Seiten des Schiffes spritzten kleine silberne Fische flach über die Wellen – wie gefangene Gedanken, die plötzlich frei werden.

Später ließ der Wind nach. Zunächst wurde es etwas neblig, und nach einiger Zeit war das Meer ganz ruhig. Plötzlich rief der Erste Offizier: 'Käptn, ein Wal!' Tatsächlich: Ein großer Wal schwamm ungefähr 200 m von uns entfernt und blies hohe Wasserfontänen in die Luft. Kurz danach tauchte er ab. Seine schwarze Fluke war gewaltig. Sie richtete sich senkrecht auf und verschwand dann langsam im Wasser.

Wir schauten ungefähr eine Viertelstunde in alle Richtungen und wollten uns gerade über die Seekarte beugen, als der Wal unmittelbar an unserer Steuerbordseite wieder auftauchte. Er lag eine Weile regungslos etwa 5 m von uns entfernt. Man konnte die Illusion haben, als rage ein flacher, runder Felsen knapp aus dem Wasser. Dann schwamm er langsam davon. Alle paar Minuten stieß er eine Wasserfontäne aus – wie ein Geysir.

Ich sah den Wolken nach. Das tue ich oft. Sie haben eine feste Form, aber diese verändert sich ständig. Auch die Wirklichkeit besteht aus vielen Erscheinungen, die fließend ineinander übergehen. Aber alles ist insofern beständig, als es einmal existiert hat. Die Vergangenheit ist wie ein Museum, in dem alles einen festen Platz hat.

Abends versank die Sonne nicht im Meer, sondern wurde langsam vom Nebel verschluckt. Auch als es bereits dunkel war, lag der Nebel noch lange wie ein dünner Schleier auf dem dunklen Wasser.

Am nächsten Morgen erreichten wir die Insel Escondida und lagen mit eingeholten Segeln etwa 2 Seemeilen vor der östlichen Steilküste. Ankern konnten wir nicht, weil die Wassertiefe dort bereits über 3000 m betrug. Die Flanke des unterseeischen Vulkans ist nämlich ziemlich steil. Um ankern zu können, hätten wir viel näher an die Insel heranfahren müssen.

Plötzlich rief Erste Offizier: 'Wo zum Teufel ist das Beiboot? Käptn, es ist verschwunden!' Wir hatten es wie üblich hinter uns hergezogen, aber es war tatsächlich nicht mehr da. Das war extrem ärgerlich, denn es diente uns als Rettungsboot. Außerdem brauchte ich es, um zur Insel zu rudern. Die Befestigungsleine war nicht gerissen, sondern einfach weg. Hatte sich der Knoten gelöst? Das war kaum vorstellbar, denn der Segeloffizier kontrollierte ständig sämtliche Leinen und Knoten. Alle Mann waren an Bord. Ein großes Rätsel also. Der Erste Offizier suchte mit dem Fernglas das Wasser ab. Vergeblich.

Erst Stunden später tauchte das Boot an der südlichen Spitze der Insel auf. Wir erkannten einen Mann, der größte Mühe hatte, das kleine Boot gegen eine schwache Brise zum Schiff zu rudern. Als er es schließlich geschafft hatte und mit wackeligen Knien die Strickleiter heraufkletterte, wurde er vom Ersten Offizier angeschrien:

'Du Idiot, wer bist du? Schwarze Passagiere hat man früher über Bord geworfen. Das sollte ich jetzt auch tun! Und du bist tatsächlich schwarz. Ist das ein Witz? Oder irgendein Mist mit versteckter Kamera? Oder ist es eine künstlerische Performance? Los, rede!'

Es dauerte eine Weile, bis wir herausbekamen, was geschehen war. Einer unserer Matrosen hatte in Margese während des Karnevals – vermutlich im Suff – über die geheimnisvolle Insel berichtet und behauptet, dort seien große Schätze zu finden. Niemand glaubte ihm zunächst, aber als er sagte, am nächsten Tag würde die Pythia wieder dorthin segeln, kam ein gerade abgeheuerter Seemann auf die Idee, sich als schwarzer Passagier in unserem Schiff zu verstecken und mitzufahren – vielleicht in der Hoffnung, wie der Graf von Montechristo als Millionär zurückzukehren. Es war ein lustiger Zufall, dass dieser schwarze Passagier dunkle Hautfarbe hatte. Er hieß Charles Midley und stammte aus Trinidad. Im Karneval von Margese war er als *King of Soul* aufgetreten. Ich erinnerte mich, ihn dort gesehen zu haben – fröhlich und mit einer vergoldeten Krone aus Blech.

Als wir vor Escondida lagen und nach der durchgesegelten Nacht etwas schlafen wollten, hatte unser fröhlicher *King of Soul* heimlich das Beiboot genommen und war zur Insel gerudert. Wegen der steilen Klippen konnte er allerdings nirgendwo an Land gehen. Den geheimen Zugang zur Lagune kannte er nicht, und selbst wenn er ihn gekannt hätte, hätte er nicht gewusst, wie man die geschlossene Felswand öffnet. So musste er unverrichteter Dinge zum Schiff zurückrudern, das gelang ihm nur mit größter Mühe. Der Segeloffizier verdonnerte ihn, das Oberdeck zu schrubben. Dafür bekam er eine warme Mahlzeit. Die Koordinaten der Insel hat er nicht erfahren.

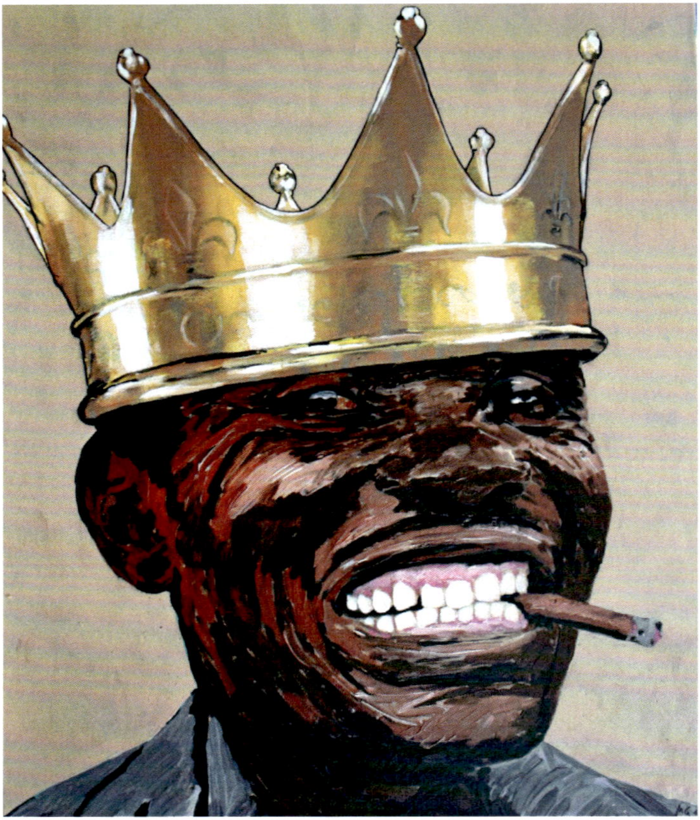

Charles Midley – King of Soul und schwarzer Passagier

Am selben Tag tauchte ein großes Schiff am Horizont auf. Ich sah zuerst den Schornstein und erst später den Rumpf, der an manchen Stellen blau, an anderen rot wirkte. Es ist erstaunlich, dass man schon auf diese relativ kurze Entfernung die Krümmung der Erde wahrnehmen kann. Ebenso erstaunlich ist, dass auch die Wasseroberfläche gekrümmt ist, was unserer Alltagserfahrung völlig widerspricht.

Als zum ersten Mal die These aufgestellt wurde, die Erde sei keine Scheibe, sondern eine Kugel, hätte ein scheinbar logisches Gegenargument lauten können: Wäre die Erde tatsächlich eine Kugel, müsste sich das Wasser rundherum an sie anschmiegen wie die Schale einer Apfelsine. Da Wasser aber flüssig ist, wäre das gar nicht möglich. Stattdessen würde es von Norden nach Süden ablaufen und vom Südpol in den Weltraum fließen. Danach würde die Erde ungefähr aussehen wie heute der Mond oder der Mars.

Ich möchte nicht, dass ein anderes Schiff die Insel entdeckt. Nach der Entdeckung folgt meist die sogenannte *Erschließung*. Viele Menschen würden die Insel besuchen, um ihren besonderen Zauber zu erleben. Aber das, was viele Menschen erleben wollen, reicht nicht für alle, und schließlich machen sie kaputt, was sie eigentlich gesucht haben. Das Ende sieht dann so aus: große Hotels, teure und schlechte Restaurants, Strand-Diskos, Surf-Schulen, Motorrad-Verleihe, ständige Events, schlechte Manieren, Nepp und überall Müll.

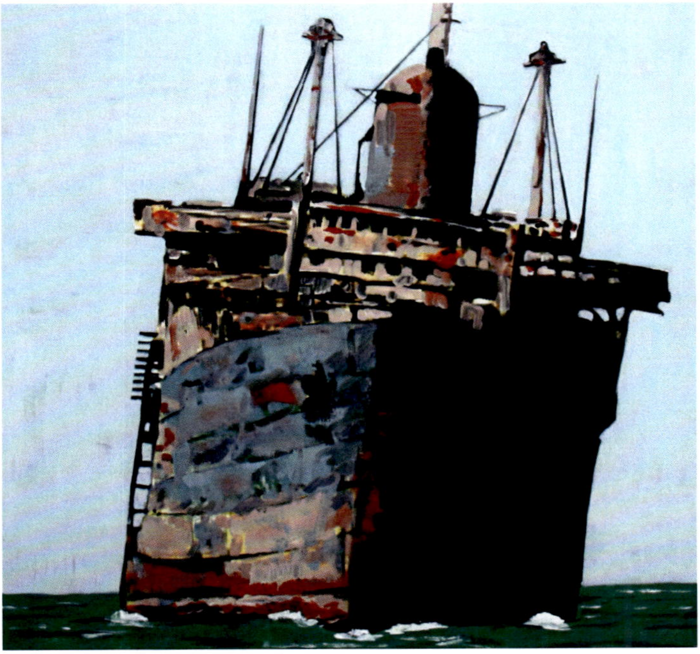

Das fremde Schiff

Kurz nachdem ich das fremde Schiff gesehen hatte, verschwand die Insel. Das Schiff fuhr genau auf die Stelle zu, an der sie bis zu diesem Moment lag. Der Kapitän hatte sie anscheinend nicht gesehen und ahnte nicht, dass sich gleich eine Katastrophe ereignen würde.

Genau an dieser Stelle liegt nämlich jenes extrem starke Kraftfeld, das die Insel einschließlich des gesamten darunter liegenden Vulkans entstehen und verschwinden lässt. Wenn Eindringlinge dieses Kraftfeld berühren, reagiert es sofort und materialisiert die Insel. So geschah es auch jetzt: Das fremde Schiff fuhr mit voller Fahrt gegen die felsige Küste, kenterte und brach teilweise auseinander.

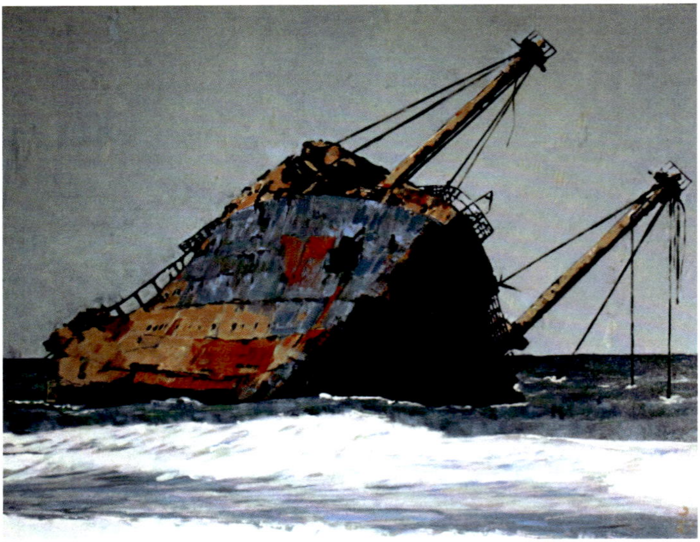

Das gekenterte Wrack

Dieser Vorgang erinnert an die zerstörerische Kraft der Zeit. In der Physik gibt es dafür den Begriff *Entropie*. Er leitet sich vom griechischen Verb *entropein* (= umkehren) ab und hat zwei Bedeutungen: Im Rahmen der Thermodynamik ist er ein Maß für die Umkehrbarkeit bzw. Nichtumkehrbarkeit energetischer Prozesse. Im Rahmen der

Wahrscheinlichkeitstheorie ist er ein Maß für Ordnung bzw. Unordnung. Dieser zweite Aspekt ist für Schiffe interessant, speziell die These, wonach in geschlossenen Systemen irreversible Prozesse ablaufen, die zum Zustand größter Wahrscheinlichkeit – nämlich zur größten Unordnung – tendieren. Es kommt zur sogenannten *Dissipation* von Energie und damit zum Zerfall der vorhandenen Ordnungsstrukturen – bis hin zur Auflösung der Materie. Dies lässt sich nur dadurch verhindern, dass dem betreffenden System ständig Energie zugeführt wird.

In unserem Fall wäre das der notwendige Erhaltungsaufwand. Aber auch damit ließe sich der Verfall eines Schiffes nicht auf Dauer verhindern, doch zumindest verlangsamen. Das heißt konkret: Letztlich endet jedes Schiff früher oder später als Wrack, es sei denn, seine Ordnungsstrukturen brechen schon vorher durch externe Einwirkungen zusammen, sodass es untergeht.

Kurz nachdem jenes Schiff an der Küste zerschellt ist, war das Wasser ganz ruhig. Wir konnten nahe heranfahren und die Mannschaft retten. Die betreffende Reederei hat das Wrack offiziell aufgegeben. Wir dürfen alles herausnehmen, was wir wollen. Seither dient es uns als ein Materiallager.

Aber warum reagiert jenes starke Kraftfeld bei der Pythia nicht genauso wie bei dem fremden Schiff? Ich weiß es nicht, aber ich vermute Folgendes: Wenn die Insel unsichtbar ist, fahre ich nie bis zu jener Stelle, an der sie auftauchen könnte. Mit dem Zauberspruch 'Escondida, zeige dich!' löse ich ihre Materialisierung bereits lange vorher aus. Dadurch wird die gewaltige morphogenetische Energie sozusagen gebunden und ich kann die Insel betreten. Wenn sie danach wieder verschwindet, merke ich das nicht, denn ich werde mit ihr in eine andere Dimension entrückt – ebenso das gestrandete Wrack. Von außen ist die Insel dann allerdings nicht mehr zu sehen.

8. Eine Flaschenpost

Die Pythia liegt wieder mit eingeholten Segeln vor der Küste von Escondida. Es ist windstill. Das Wasser ist ruhig. Der Erste Offizier steht auf der Brücke und beobachtet eine Gruppe von Delfinen durch das Fernglas. Sie scheinen mit einem Gegenstand zu spielen und schieben ihn allmählich bis an unsere Bordwand. Dann schwimmen sie weg. Der Erste Offizier beugt sich über die Reling und sieht eine grüne Flasche. Er fischt sie aus dem Wasser und zeigt sie mir. Ich ziehe den Korken heraus. In der Flasche befindet sich ein Brief mit folgendem Text:

Liebe Charlotte,

wahrscheinlich bist Du überrascht, dass ich noch nicht zurückgekehrt bin. Unser Kapitän hat vor zwei Wochen ein Kabel von der Reederei erhalten. Darin stand, dass unser Schiff bis auf Weiteres in Mittelamerika bleiben soll, weil die Versailler Verhandlungen noch nicht abgeschlossen sind. Die Frage der Reparationen sei nach wie vor ungeklärt. Möglicherweise droht dem Schiff in Deutschland die Beschlagnahmung. Es liegt jetzt im Hafen von Balboa, am karibischen Eingang des Panama-Kanals.

Dieser Kanal ist ein technisches Meisterwerk und noch ganz neu, denn er wurde erst vor sechs Jahren eröffnet. Jetzt können große Schiffe direkt von der karibischen See zum Pazifischen Ozean fahren und müssen nicht mehr den langen Umweg um Kap Hoorn machen. Die Entfernung zwischen der karibischen See und dem Pazifischen Ozean beträgt gerade einmal 80 Kilometer.

Statt im goldenen Käfig zu bleiben, habe ich beschlossen, mir das Land ein wenig anzusehen. Mit einem kleineren Schiff bin ich durch den Kanal bis nach Panama-Stadt gefahren. Dabei war ich überrascht, dass wir von Nord-Westen nach Süd-Osten gefahren sind, denn nach meiner vagen geografischen Vorstellung habe ich gedacht, wir müss-

ten von Osten nach Westen fahren. Die karibische See liegt ja östlich des Pazifik, aber der Isthmus ist an dieser Stelle so gebogen, dass der Kanal tatsächlich von Nord-Westen nach Süd-Osten verläuft.

Inzwischen habe ich zwei wunderbare Wochen verbracht und viele interessante Personen kennengelernt, darunter einen älteren Herrn, der früher französischer Konsul in Nicaragua war und dort seinen Lebensabend verbringt. Ich kam mit ihm im Panama-Palace ins Gespräch. Er lud mich ein, ihn auf seiner Rückreise nach Nicaragua zu begleiten, und zwar – stell Dir vor – wieder per Schiff! Da er in Begleitung seiner erwachsenen Tochter war, fand ich das Angebot nicht anstößig und sagte spontan zu. Er heißt Pierre Maurice Simonet.

Aber zunächst will ich Dir einige Impressionen aus Panama beschreiben. Bienvenida en Panamá! Jawohl, ich war gut angekommen und wurde von unbekannten Gefühlen überschwemmt. Sie warteten wie geduldige Parasiten in den Sümpfen und überfielen mich im Schlaf. Sie drangen in meine Adern und schwirrten durch mein Gehirn. Vasco de Balboa wurde fast verrückt, als er 1513 den westlichen Ozean sah, dieses endlose wilde Meer. Er sah es mit seinen fiebrigen Augen und nannte es 'Pacífico'. So ungefähr kam ich mir vor.

Die Bezeichnung 'Pacífico' täuscht, denn die haushohe Brandung droht das Land aufzufressen, um sich irgendwann mit dem Atlantik zu vereinen. Geduldig und gewaltig schlägt das Wasser seit Millionen Jahren gegen den Strand und zieht ihn in sich hinein, immer weiter und tiefer. Das Normale ist nicht das Leben auf dem Land, sondern im Wasser. Nirgendwo fühlt man das deutlicher als hier.

Panama, sagte Monsieur Simonet, sei das Grab des weißen Mannes. Solche Gräber gibt es auf der ganzen Welt, aber dieses ist wohl das schönste. Huren, Rum und gelbes Fieber: Der Tod in den Tropen ist warm und feucht. Er zieht Dich aus der schnellen Fäulnis des Grabes in die Wurzeln der Bäume, und der schwüle Wind weht Dich von ihren Blättern direkt in den Leib der jungen Frauen. So wirst Du, kaum dass Du Dich versiehst, ein kleiner Mulatte.

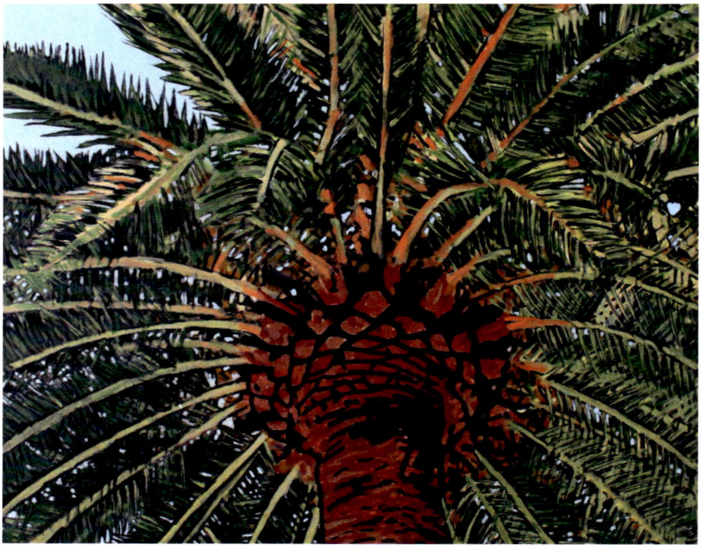

Palme

Panama ist ein geheimnisvolles Wort, in dem die dunkle Musik der Kreolen und die saftige Erotik der tropischen Früchte mitschwingt. Ein fragiler Streifen des Paradieses, bedrängt von zwei Ozeanen, umweht von den Winden Asiens und Europas, Beute der karibischen Orkane, endlose Strände, dichte Wälder und undurchdringliche Sümpfe, Schmelztiegel der Völker aus aller Welt, Keimzelle der neuen Weltrasse. Das klingt ziemlich pathetisch, aber so war meine Stimmung.

Die hiesigen Menschen sind sehr höflich, auf fast theatralische Art. Ich habe den Eindruck, diese Höflichkeit ist eine einstudierte Rolle, die sie möglichst gut spielen wollen, um Anerkennung zu bekommen. Im Grunde ist diese Höflichkeit narzisstisch, denn sie wird für die eigene und keine andere Person inszeniert. Letztere ist nur das Objekt der selbstverliebten Galanterie. Dennoch gefällt mir dieses falsche Spiel, denn es ist angenehm und unterhaltsam.

Wenn man von Mecklenburg hierher versetzt wird, ist man plötzlich in einer anderen Welt. Palmen, Zuckerrohr, Ananas, Bananen,

Bambus und tausend Pflanzen, die ich nicht kenne; schwüle Hitze, die mich manchmal träge und manchmal – sogar in meinem Alter! – beinahe sinnlich macht; vermischte Gerüche von salzigem Wind, tropischen Früchten, Fischen, schwitzenden Dienstmädchen, billigem Parfüm, Öl, Teer und Garküchen; herrliche Strände; moderne Gebäude und windschiefe Bordelle; Hummer mit Käse überbacken; Rumpunsch mit Angostura; Schwärme grüner Vögel in den Palmen; Geschichten von Piraten, Schatzsuchern und Frauenhelden.

Hier gibt es jedoch auch den sogenannten 'Fortschritt', der ist zum Teil erstaunlich. Stell Dir vor: In dieser kleinen Stadt am Ende der Welt fahren Hunderte amerikanischer Automobile herum. Sie stammen von der Ford Motor Company und heißen 'Modell T'. Die riesige Ford-Fabrik produziert Automobile am laufenden Band, und zwar buchstäblich, denn die Fertigung erfolgt auf einem Fließband. Die Arbeiter stehen daneben. Jeder macht nur einige Handgriffe, und zum Schluss fährt ein Automobil nach dem anderen aus der Halle.

Der Besitzer dieser Fabrik heiß Henry Ford. Er behauptet, dass in absehbarer Zukunft jeder regelmäßig arbeitende Mensch ein Automobil besitzen wird. Das glaube ich nicht, aber wenn es tatsächlich so kommen sollte, wäre das wahrscheinlich fürchterlich, denn diese Fahrzeuge sind schnell, laut, verlieren Öl und stinken nach verbranntem Ottokraftstoff. Außerdem sind sie ständig kaputt.

Es gibt bereits Mechaniker, die sich auf die Reparatur amerikanischer Automobile spezialisiert haben. Davon können sie anscheinend gut leben. Hier sieht man diese Fahrzeuge nur in den Städten, weil sich die Landstraßen dafür nicht eignen. Aber Henry Ford sagt, dies werde sich bald ändern. Dann könne man in allen Staaten der Welt überall hinfahren und an vielen Stellen Ottokraftstoff in den Tank füllen.

Für mich sind die amerikanischen Automobile neu und interessant, aber sonst interessiert mich der sogenannte Fortschritt nicht. Ich versuche, ihm zu entfliehen, wo ich nur kann, denn er ist noch aufdringlicher, mieser und seelenloser als bei uns. Ehrlich gesagt, nach vier Tagen in Panama-Stadt wollte ich gerne woanders hinfahren.

Apropos ehrlich: Diese Charaktereigenschaft ist nicht gerade die Stärke der hiesigen Bevölkerung. Während der Fahrt auf dem Panama-Kanal verschwand einer meiner beiden Koffer; bei einem Geldwechsler bekam ich Banknoten, die nicht mehr gültig sind; und beim ersten Abendessen in einem Restaurant wurde mir das Jackett gestohlen, das ich über die Stuhllehne gehängt hatte, während ich mit dem Vorspeisenteller zum Büffet gegangen war. Zum Glück hatte ich meine Handtasche mitgenommen. Ich bin es nicht gewohnt, wie ein Luchs auf meine Sachen aufzupassen. Daher war ich froh, als mir Monsieur Simonet vorschlug, ihn mit dem Schiff nach Nicaragua zu begleiten.

Es wurde eine wunderbare Reise. Sie war ungewöhnlich, denn es gibt keine reguläre Schiffsverbindung zwischen Panama und Nicaragua. Wegen der kurzen Entfernung und der bestehenden Landstraßen würde das keinen Sinn machen. Doch manchmal nehmen Linienschiffe, die nicht ausgebucht sind, zusätzlich Passagiere an Bord, die nur eine kurze Strecke mitfahren wollen. So bestiegen wir vor einigen Tagen die 'Alaska Star', die von Santiago de Chile kam und nach San Francisco weiterfuhr.

Ein Schiff ist ein gesellschaftlicher Mikrokosmos, dessen Ordnung und Regeln der Mannschaft bekannt sind, den Passagieren aber erst langsam klar werden, nachdem sich diese zufällig zusammengekommenen Personen durch wechselseitige Beziehungen und Gefühle allmählich zu einer sozialen Ordnung verbinden. Der gesellschaftliche Status, den man an Land hatte, muss hier neu erkämpft und bestätigt werden. Wie bei einer Revolution gibt es Auf- und Absteiger. Da man ständig aus nächster Nähe beobachtet wird, ist es fast unmöglich, einen miesen Charakter zu verbergen. Da wird schon mal ein Rechtsanwalt von einem Dienstmädchen oder ein Diplomat von einem Drogenhändler entzaubert. Im Nu hat man eine Stimmung, in welcher lustig aufgelegte Jakobiner den Ton angeben und böses Getuschel die Runde macht.

In der Kabine hörte ich das Wasser an der Bordwand vorbeirauschen. Ein Zentimeter Eisen trennte mich von den unheimlichen Tiefen des Ozeans. Eingeengt und geborgen wie im Mutterschoß lag ich nachts in der Koje und starrte in die Dunkelheit. Tausend Gerüchte gibt es, aber jeweils nur eine einzige Wahrheit. Und es gibt tausend Gefühle, echte und unechte, doch sie sind schwer zu unterscheiden. Und auch dies: Unsere Welt ist das Ergebnis von Millionen und Milliarden kleinerer und größerer Ursachen, die hintereinander aufgestaffelt sind wie die Soldaten einer riesigen Armee. Jede Ursache hat selber mindestens eine Ursache, und von jedem beliebigen Punkt kann man zurückfragen bis zum Beginn des Universums. Solche Gedanken bekommt man, wenn man tagsüber stundenlang aufs Wasser schaut und nachts in der dunklen Kabine liegt.

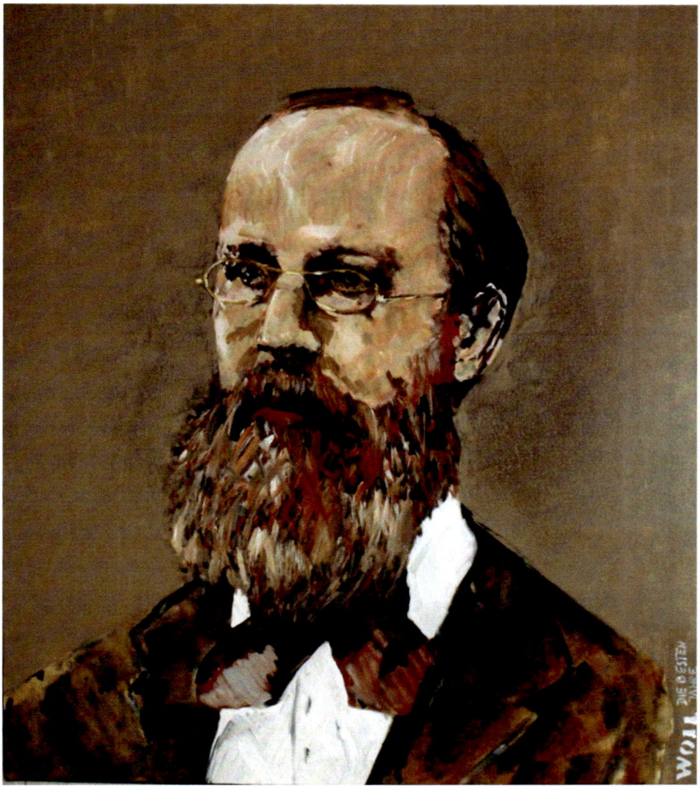

Monsieur Simonet

Die 'Alaska Star' fuhr an der Küste von Costa Rica entlang und ging in der Nähe einer nicaraguanischen Stadt namens Corinto vor Anker, da sie wegen ihres Tiefgangs nicht an der Mole anlegen konnte. Jene Passagiere, die einen Ausflug machen wollten, wurden mit Booten an Land gebracht. Auch Monsieur Simonet, seine Tochter und ich stiegen in ein solches Boot.

Meine gespannten Erwartungen wurden enttäuscht, denn die Stadt wirkte auf den ersten Blick ziemlich mies. Ein zweiter Blick war mir nicht vergönnt, da wir von Monsieur Simonets Schwiegersohn abgeholt wurden und mit einer Kutsche nach Managua fuhren, der Hautstadt des Landes. Ähnlich wie in Panama sahen wir überall Soldaten der Vereinigten Staaten. Ich war etwas überrascht. Darauf sagte Monsieur Simonet: 'Mittelamerika ist der Hinterhof der USA. Das ist gut für beide Seiten.' Ich habe ihn gefragt, ob es hier keine Automobile gebe. 'Doch', antwortete er, 'allerdings nicht so viele wie in Panama-Stadt. Aber auf den schlechten Landstraßen können sie sowieso nicht fahren.'

Managua sah aus wie nach einer Bombardierung, denn einige Monate zuvor war die Stadt von einem Erdbeben heimgesucht worden. In und zwischen den Ruinen wuchsen kleine Büsche. Ich fand es interessant, wie sich die Natur ihren ursprünglichen Lebensraum allmählich zurückeroberte. Ich wohnte einige Tage in einem der wenigen Refugien der Zivilisation, im Hotel Miraflor. Monsieur Simonet hatte mich in sein Haus eingeladen, aber vorher wollte ich mir das Land etwas ansehen.

Ich beteiligte mich an einer organisierten Exkursion zu einem Vulkan und zum 'Lago de Nicaragua', einem großen Süßwasser-See, in dem es Haie gibt. Warum dies so ist, erzähle ich Dir, wenn ich wieder zu Hause bin. In diesem See liegt übrigens die Insel Solentiname, über die wir vor einiger Zeit gesprochen haben. Dann hatte ich die Idee, nach Bluefields an der atlantischen Küste zu fahren. Aber mir wurde davon abgeraten, weil sich die anstrengende Fahrt nicht lohne. Außerdem sei sie für eine alleinreisende Dame von Stand nicht zu empfehlen.

Stattdessen fuhr ich mit einer Kutsche an die pazifische Küste. Die Straße schnitt die Landschaft in zwei Hälften. Wie Adern lagen die Bäche zwischen den locker bewaldeten Hügeln. Die Büsche flogen nach hinten, aber es war natürlich die Kutsche, die sich bewegte, nicht die Landschaft. Ich dachte an meine Kindheit, als mich diese Sinnestäuschung immer wieder beeindruckt hatte. Auf dem Dach wurde ein Sarg mitgefahren.

Ich fuhr bis zu einem Dorf namens Poneloya und ging in die Pension 'Santa Maria'. Über der Eingangstür hing ein großes Blechschild mit einer naiv gemalten Pietà. Die rote Farbe war offenbar von schlechterer Qualität als die übrigen Farben, denn nur die Wunden des Heilands waren abgeblättert. Dünne Rinnsale aus Rost waren von dort wie ein ständiger Blutstrom nach unten gelaufen und hatten einen rot-braunen Flecken auf der Treppe gebildet. Er war ziemlich groß und lag direkt vor der Eingangstür. Ich vermied es, auf diesen Flecken zu treten. Es sah sicher sonderbar aus, als ich mit einem großen Schritt in die Eingangshalle trat.

Das Gebäude war ganz aus Holz. Durch die Ritzen zwischen den Fußbodendielen pfiff frischer Wind, der meinen Rock nach oben wehte. Wände und Decken bestanden aus dünnen Brettern und waren weiß lackiert. Die Möbel waren aus Balken und Latten zusammengenagelt und mit stumpfer roter Farbe gestrichen, die man hier als Grundierung für Boote verwendet. Vom Fenster aus konnte ich die Fischer sehen. Manche verwendeten noch richtige Einbäume. Es war erstaunlich, wie sie mit diesen schweren, unhandlichen Booten durch die starke Brandung kamen.

Abends saß ich in meinem Zimmer und fühlte mich am Ende der Welt. Ich starrte in eine Kerzenflamme und dachte, dass alle Kerzen das gleiche Licht geben. Ich fand diesen Gedanken ganz originell, aber er hinterließ in mir ein Gefühl der Ratlosigkeit. Später lehnte ich am Fenster und starrte in die Nacht. Ich hatte das Gefühl, ins Nie-Dagewesene zu blicken, in alles, was einmal möglich war, aber nie Wirklichkeit geworden ist. Tausend Möglichkeiten, die in meinem Leben angelegt waren, hätten sich realisieren können, doch ausgerechnet die banalsten haben sich durchgesetzt. Wenn ich zurück in Mecklenburg bin, muss sich etwas ändern, sofort und radikal.

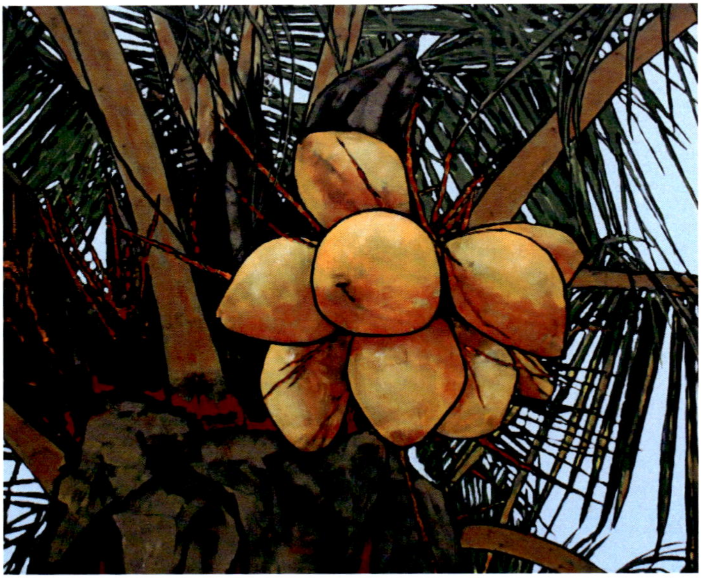

Kokospalme

Am nächsten Morgen fuhr ich zurück nach Managua, wo mich Monsieur Simonet schon erwartete. Ich sitze gerade auf der Veranda seines herrlichen Hauses. Es ist schön, reich zu sein, aber am schönsten ist es, in einem armen Land reich zu sein. In einer Stunde wird zu Abend gegessen. In der Zwischenzeit berichte ich kurz von gestern.

Es war, als wäre ich mit einer Zeitmaschine ins vorige Jahrhundert geraten. Wir waren auf ein Landgut eingeladen, dessen Besitzer einen klingenden Namen hat: Carlos Alejandro Carillo y Montez. Seine Frau, Cecília Isabel Sofia Carrillo y Montez de Almeyda, ließ uns mitteilen, sie sei über unseren Besuch 'encantada'. Auf Französisch heißt der Begriff 'enchanté', also entzückt. Hierzulande bedeutet 'encantada' eine hysterische Erregung, zu der die Damen der besseren

Kreise ständig bereit sind, wobei sie unentwegt nach Anlässen suchen, um diese liebste ihrer Stimmungen ausleben zu können.

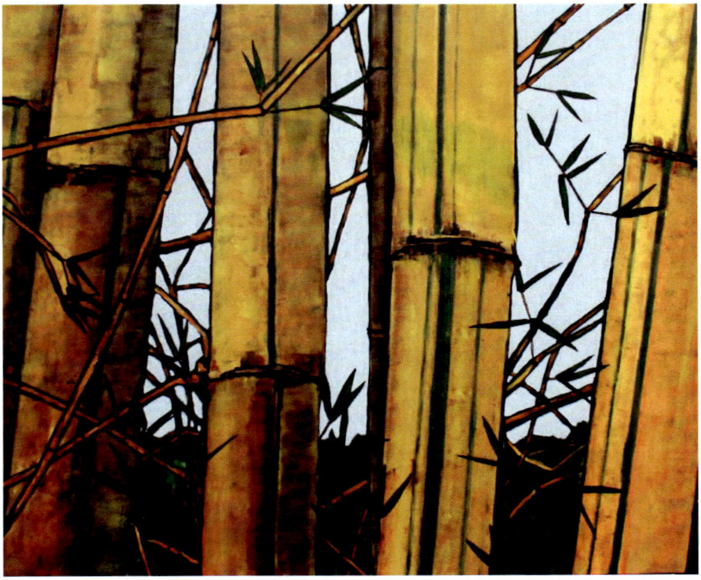

Bambus

Der Landsitz war sehr abgelegen. Eine schmale Straße aus harter, roter Erde wurde täglich neu von den Rädern der Kutschen aus dem flachen Buschwerk herausgeschnitten. Vor uns liefen zwei verwilderte Hunde. Die Straße öffnete sich zu einer Allee, die von hohen Palmen gesäumt wurde. Sie waren unten weiß gekalkt und wirkten wie die Pfeiler einer gotischen Kathedrale, da sie den Blick nach oben ziehen, wo die filigranen Äste wie betende Hände ineinandergreifen.

Eine großzügige Einfahrt aus wuchtigen Sandsteinpfeilern führte seitlich ans rosenbewachsene Haus. Der geräumige Keller, der als Vorratsraum und Lager für landwirtschaftliche Geräte diente, lag ebenerdig. Über eine breite Holztreppe gelangten wir auf eine Veranda im 1. Stock, die ums ganze Gebäude lief. Zwischen den Balken waren

Hängematten gespannt. An der Südseite standen englische Korbmöbel im weichen Schatten einer tief heruntergezogenen Markise.

Von der Veranda führten hohe Lamellentüren in schöne, helle Räume. Ein schüchternes, als englisches Zimmermädchen verkleidetes Indio-Mädchen reichte Gin, Tonic, Zigarren und italienisches Gebäck, das die Dame des Hauses persönlich aus einer tellergroßen Dose, die mit Jagdszenen geschmückt war, mit spitzen Fingern herauspickte, als würde sie Diamantbroschen aus ihrer Schmuckschatulle holen.

Ein Pfarrer und vier Ministranten traten leise aus der Verandatür, verbeugten sich und wickelten fünf Geigen aus grauen Decken. Ich war auf alles gefasst und zu allem bereit, nur nicht in Bezug auf Bach, der die ätherische Substanz der Musik zu Ziegelsteinen gepresst hat, um damit seine schrecklichen Fugen zu mauern. Zum Glück wurde Mozart gespielt. Seine leichten Melodien schwebten über die Veranda und fielen wie ein sanfter Frühlingshauch über die Brüstung auf die Rosenbeete. Es gibt viele Arten, das Göttliche zu erahnen, aber kaum eine ist angenehmer als die innerlich ordnende Grazie dieser herrlichen Kompositionen. Die Stimmung war perfekt und wurde lediglich durch die Tatsache getrübt, dass wir uns nicht rühren durften, weil die Korbsessel bei der kleinsten Bewegung so knisterten, als würden sie von einer Armee hungriger Termiten aufgefressen.

Das Indio-Mädchen stand stumm im Hintergrund. Einerseits schien es stolz darauf zu sein, diesen erhabenen Moment miterleben zu dürfen; andererseits war ihm diese Musik offensichtlich fremd.

Der Hausherr verschwand kurz im Haus und zog sich um. Er trug nun ein weißes Hemd, eine khakifarbene Hose aus feinem Leinen und Stiefel mit Sporen, obwohl er keine Anstalten machte, noch auszureiten. Er saß mit gestreckten Beinen auf seinem Korbstuhl, setzte eine Spore auf den Boden und wiegte beide Füße hin und her. Die Dielen waren voll kleiner Dellen, die er im Lauf der Zeit auf diese Weise ins Holz gedrückt hatte. Er blickte weit über den Garten hinaus und herrschte das hinter ihm stehende Dienstpersonal an, ohne sich umzudrehen. Monsieur Simonet erzählte mir später, worum es ging: Der Gin sei zu kalt, das Tonic-Wasser zu warm, die Zigarren zu trocken, und auf dem Kakao der Ingwer-Plätzchen sehe man Fingerabdrücke.

Die Dame des Hauses hatte noch anzumerken, dass der Tee zu heiß sei und sie die Gebäckdose letztes Wochenende viel voller hinterlassen habe. Im Übrigen sei es zum wiederholten Mal versäumt worden, die toten Insekten aus den Petroleumlampen zu entfernen. Dann fragte sie das Indio-Mädchen, ob letzte Woche Kinder auf der Hacienda geboren seien. 'Ja, Señora, zwei, aber eins ist gestorben, bevor es getauft wurde. Das andere lebt und wurde getauft. Es ist ein Mädchen und heißt Maria.' Die Señora konnte nur mit Mühe ihren Ärger verbergen, dass die ungehobelten Mestizen die Stirn hatten, ihre kleinen Bastarde mit den allerheiligsten Namen zu schmücken.

Seit einiger Zeit rieb sie sich unauffällig mit dem Ellbogen an der Hüfte. Sie hatte Flöhe. Ich nahm an, dass sie demnächst unter einem Vorwand aufstehen würde, um sich umzuziehen. So geschah es. Sie kam in einem leichten Sommerkleid zurück, wippte den Rock hin und her und rief mit einer neckischen Verneigung ihres Kopfes: 'Parríí!' Das klang wie der Schrei eines Karatekämpfers, aber sie meinte Paris. Sie wollte wohl zum Ausdruck bringen, dass ihr Kleid aus Paris stammte. Um ehrlich zu sein, man sah es ihm nicht an.

Das Gespräch wurde auf Spanisch geführt und lief deshalb an mir vorbei. Ich fantasierte derweil über die soziale Hierarchie des Hauses: An der Spitze stand der Hausherr, der de facto aber von seiner Frau beherrscht wurde. Sie wusste genau, wann sie ihren kleinen Macho in die Arena laufen lassen sollte. Dann die Kinder, in heimlicher und unbewusster Koalition der Unterdrückten mit den Dienstboten, denen sie vom Rang übergeordnet, vom Alter aber untergeordnet waren. Der Butler, ein geschniegelt-gestriegelter Diener gegenüber den Herrschaften, aber unerbittlicher Tyrann gegenüber dem übrigen Dienstpersonal. Die dicke, finstere Köchin, die schwitzte und wohl eine Zauberin war. Der Gärtner, der ein Liebesverhältnis mit einer Kammerzofe hatte, die mit dem Stallknecht verheiratet war. Der grobschlächtige Lagerverwalter, eingepudert mit dem Staub der Mehlsäcke, seit 50 Jahren hineingewachsen in eine stumme Wut.

Schließlich eine Schar trauriger Indio-Mädchen, die pausenlos gegängelt und gedemütigt wurden, aber ihren Familien das Leben im Herrenhaus in den prächtigsten Farben schilderten.

So ungefähr habe ich mir das vorgestellt.

Inzwischen sind drei Wochen vergangen. Ich bin über Stock und Stein mit hartgefederten Kutschen nach Balboa zurückgereist – gerade noch rechtzeitig, denn unser Schiff wird morgen ablegen und nach Bremen zurückfahren. Ich werde schneller als die Post sein. Diesen Brief habe ich also umsonst geschrieben. Ich werde ihn in eine Flasche stecken und ins Meer werfen. Vielleicht wird sie irgendwann und irgendwo angespült – und jemand findet sie.

Falls Sie es sind, melden Sie sich. Ich würde mich freuen!

Mit herzlichen Grüßen,

Luise von Hardenberg, Schlossweg 5, Heiligendamm

9. Ein Spaziergang über die große Wiese bis zum Zauberwald

Wieder bin ich auf der Insel. Wir – das heißt Amanda, Sophia, Fabrizio, Mats und ich – unternehmen einen langen Spaziergang. Der kleine Hund wuselt um uns herum. Schon bald hat uns die Landschaft aufgenommen. Plötzlich sind wir Teil der Kraft, Schönheit und Vielfalt der Natur.

Apropos Vielfalt: Die belebte und die unbelebte Natur zeigt eine geradezu überwältigende materielle Diversität. Lange Zeit schien es unmöglich, diese Fülle systematisch zu ordnen. Heute wissen wir, dass es eine ganz einfache Grundstruktur gibt, die trotzdem sehr geheimnisvoll ist. Das, was wir als Materie wahrnehmen, ist in Wahrheit nur körperlose Energie, die sich in Atomen strukturiert.

Ich stelle mir ein Atom wie ein winziges Sonnensystem vor. Die Sonne ist sozusagen der Atomkern, die Planeten sind die Elektronen. Und wie es unterschiedliche Sonnensysteme gibt, gibt es unterschiedliche Atome. Sie unterscheiden sich durch die Zahl ihrer Elektronen.

Es ist erstaunlich, dass es lediglich 94 natürlich vorkommende Atome gibt. Weitere 24 können nur für Sekundenbruchteile künstlich hergestellt werden. Die Atome existieren entweder in reiner Form als *Elemente*, oder sie bilden viele Verbindungen, nämlich *Moleküle*. Die ganze materielle Welt besteht aus Elementen und Molekülen.

Wir gehen also durch eine wunderbare und vielfältige Landschaft, die nur aus knapp 100 unterschiedlichen Gundbausteinen besteht. Auch unser Körper besteht daraus. Er hat zwei Hauptaufgaben. Einerseits soll er angesichts unserer physischen Sterblichkeit für die Reproduktion zu sorgen – nach dem Motto: Der Tod ist allmächtig, aber er wird bekämpft von ständig neuem Leben. Andererseits soll der Körper eine graue Masse alimentieren, die sich in unserem

Kopf befindet. Diese graue Masse ist das materielle Substrat eines Geistes, der die Natur bereits verlassen hat und sozusagen *übernatürlich* ist – zwar noch nicht bei allen Menschen, aber bei vielen.

Schon das Wenige, das die Wissenschaft in 200 Jahren zusammengetragen hat, erscheint weit fantastischer als alle überlieferten Mythen. Wir müssen keine Mythen erfinden, denn wir leben in ihnen.

Der Himmel berührt die Erde nicht nur am Horizont, sondern überall. Wir leben genau zwischen Himmel und Erde. Was bedeutet das? Wir sind Teil der feststofflichen Natur, aber es existiert noch eine andere Welt, die wir mit unseren fünf Sinnen nicht erfassen können, wohl aber mit unserem sechsten Sinn. In dieser anderen, großen und wunderbaren Welt leben wir ebenfalls, bereits jetzt, in diesem Moment. Nicht nur religiöse Mystiker können sie wahrnehmen. Wir müssen nur loslassen, Ruhe finden, uns von innen nach außen öffnen. Dann spüren wir, dass wir den Himmel ein- und ausatmen. Wir gehen zur Lagune. Ich denke gerade an ein seltenes Kunststück, das der kleine Hund beherrscht: Wenn ich ihn im Ruderboot mitnehme, verrichtet er sowohl sein kleines als auch sein großes Geschäft über die Bordwand direkt ins Wasser. Dafür geht er ganz automatisch auf die Lee-Seite. Niemand hat ihm das beigebracht. Ich kenne einen Fischer in Mania, dessen Hund das ebenfalls kann.

Wir gehen weiter am Strand entlang. Die gewundene Grenze zwischen Wasser und Land trennt uns von einer anderen stummen, geheimnisvollen Welt. Hier endet das Bewusstsein der Fische und unseres. Dann steigen wir langsam hinauf zur großen Wiese. Sie liegt vor unseren Füßen wie ein großer, bunter Teppich. Dieses wunderschöne, frische Grün gibt es nur im Juni. Der Duft des Frühsommers mischt sich mit dem Vogelgezwitscher. Vorsichtig schmiegt sich das weiche Licht an die stummen Pflanzen. Hier verliert man leicht das Gefühl für die Wirklichkeit. Oder ist die Wirklichkeit genau das, was man hier fühlt?

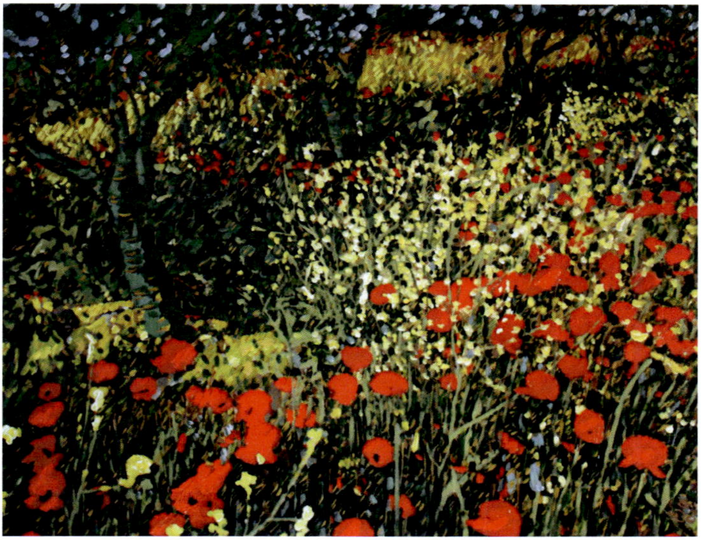

Die große Wiese

Die gleichmäßig strömende Zeit fließt um uns herum und durch uns hindurch. Niemand kann sie aufhalten. Wir lassen sie einfach strömen und geben ihr einen Takt im Rhythmus unseres Herzschlags. Die Natur ist in ihrer Vielfalt so fantastisch und in ihrer Schönheit so anmutig wie das geheimnisvolle Reich der Poesie. Die ganze Szene wirkt ziemlich kitschig, aber seien wir ehrlich: Das, was man Kitsch nennt, ist genau das, wonach wir uns alle sehnen.

Dann kommt der Zauberwald. Warme Schatten huschen über unsere Haut. Wir spüren die in den Bäumen geronnene Zeit. Wenn jeder Baum etwa 50 Jahre alt ist und hier 500 Bäume stehen, dann haben sie zusammen bereits 25 000 Jahre gelebt. Rechnet man diese Zeitspanne von heute zurück, gerät man in die Frühgeschichte der Menschheit. Dasselbe lässt sich – bloß weniger spektakulär – am Beispiel einer Abiturientenklasse mit 20 Schülern durchspielen, die im Schnitt 18 Jahre alt sind. Obwohl sie noch so jung sind, haben sie zusammen bereits 360 Jahre gelebt. Rechnet man diese Zeitspanne von heute zurück, landet man im Dreißigjährigen Krieg.

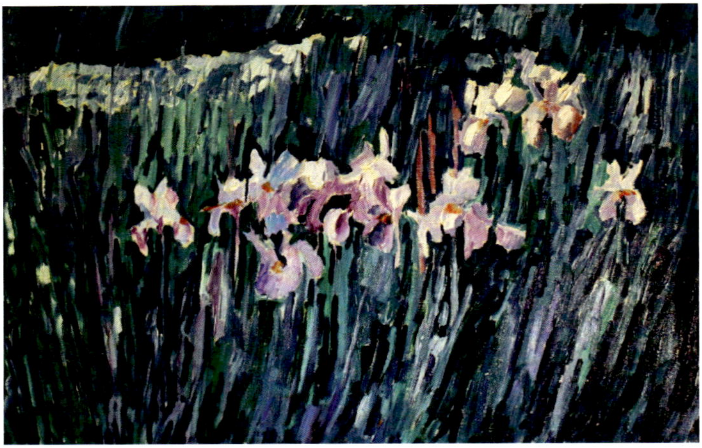

Am Rand der großen Wiese

Wir gehen weiter durch ein dorniges Gestrüpp. Diesen steinigen Pfad erlebe ich wie die Überwindung der Kindheit und ihrer seelischen Nöte. Der direkte Kontakt mit elementaren Dingen ist wie eine Begegnung mit verschütteten Instinkten und Gefühlen. Steine, Sand, Erde, Bäume, Sträucher, Gräser, Tiere – alles im dazugehörigen Milieu – und wir mittendrin. Ich spüre, dass dies auch mein natürliches Milieu ist, und komme mir vor wie ein Goldfisch, den man aus einem kleinen Aquarium geholt und in einem See ausgesetzt hat. Obwohl dieses arme Tier noch nie in der freien Natur war, weiß es sofort, dass es dorthin gehört, und innerhalb einer Sekunde verwandelt sich ein perverses Dekorationsstück in einen richtigen Fisch.

Nach und nach wird die Vegetation immer karger, bis wir auf eine schräge Schotterfläche kommen. Hier scheint es mehr Steine zu geben als sonstwo auf der Welt. Ich stelle mir vor, sie seien versteinerte Wesen der Urzeit. Hier ruhen sie still und hoffen auf Erlösung, um nach Jahrtausenden wieder neues, schüchternes Leben hervorzubringen: dieses niedrige, dornige Gestrüpp, das sich der Welt gegenüber feindlich gibt und selber zur Feindlichkeit der Welt beiträgt. Schlagen zwei Steine aneinander, entsteht ein kurzer trockener Ton, der an den stumpfen Schlag griechischer Kapellenglocken erinnert.

Als Ironie des mühsamen Aufstiegs sehen wir ganz oben auf den Klippen eine Gruppe entspannter Ziegen. Ich mag Ziegen. Sie sind seelisch verwandt mit Schafen, Eseln und Kühen. Ihre Betrachtung fördert Ruhe, Mäßigung und Ergebenheit in die Welt, in die wir geboren wurden. Die Menschen behandeln die Tiere wie Sachen. Trotzdem behalten sie ihre Eigenart und Würde, aber ihre Seelen schreien zum Himmel. Es sind stumme Schreie, die man nicht hören, aber fühlen kann.

Schließlich erreichen wir Fabrizios *Kloster*. Wir sind erschöpft, schnaufen aber nur einmal kurz durch und steigen die steile Treppe zur kleinen Kapelle hinauf. Es ist sehr windig. Hier wachsen nur noch Flechten und wenige dürre, verkrüppelte Bäume. Einige Vögel krallen sich an bebende Äste und blicken alle nach Luv, damit ihnen der Wind nicht das Gefieder aufbläst, und nur von Luv kann man ihr erregtes Piepsen hören. Von Lee hört man gar nichts, weil der Wind sämtliche Laute wie Papierschnitzel mit sich reißt.

Wir blicken aufs Meer. Ganz hinten, wo der Himmel das Wasser berührt, verflüchtigen sich unsere Gedanken. Plötzlich sind wir entrückt, weit weg, irgendwo zwischen oder hinter den Sternen. Es gibt noch eine andere, viel größere Welt als jene, die wir kennen. Wir können sie zwar nicht sehen, aber wir wissen, dass sie existiert. Ganz ähnlich ist es im Fall zahlreicher Phänomene, deren reale Existenz außer Frage steht, die aber unsichtbar sind, z.B. elektromagnetische Wellen, Radioaktivität, Temperatur, die Zeit, die Vergangenheit, die Zukunft. Auch Gedanken und Gefühle sind unsichtbar, aber trotzdem real. Oder gibt es irgendeinen Zweifel daran, dass Intelligenz, Moral, Ehre, Würde, Treue, Liebe, Schönheit, Humor, Trauer und dergleichen tatsächlich existieren?

In den vergangenen Tagen habe ich ein Buch über Glauben und Glaubenszweifel gelesen. Im Gegensatz zu Strenggläubigen und Dogmatikern betrachte ich Glaubenszweifel als positiv. Sie begleiten die Auseinandersetzung zwischen dem religiösen Glauben und der kritischen Vernunft. Diese Diskussion ist kompliziert und findet auf verschiedenen Ebenen statt. Wird sie ernsthaft geführt, bringt sie keine rasche Entscheidung für die eine oder für andere Seite, sondern ist Teil eines langen Erkenntnisprozesses. Nachdem ich das Buch gelesen hatte, stieß ich zufällig auf die *Briefe an einen jungen Dichter* von Rainer Maria Rilke. Dort fand ich ein schönes Zitat, das zwar auf die Dichtkunst abzielt, aber auch zum Thema Glauben und Glaubenszweifel passt:

Ich bitte Sie ... Geduld zu haben gegen alles Ungelöste in Ihrem Herzen und zu versuchen, die Fragen selbst liebzuhaben wie verschlossene Stuben und wie Bücher, die in einer sehr fremden Sprache geschrieben sind. Forschen Sie jetzt nicht nach den Antworten, die Ihnen nicht gegeben werden können, weil Sie sie nicht leben könnten ... Leben Sie jetzt die Fragen. Vielleicht leben Sie dann allmählich, ohne es zu merken, eines fernen Tages in die Antwort hinein.

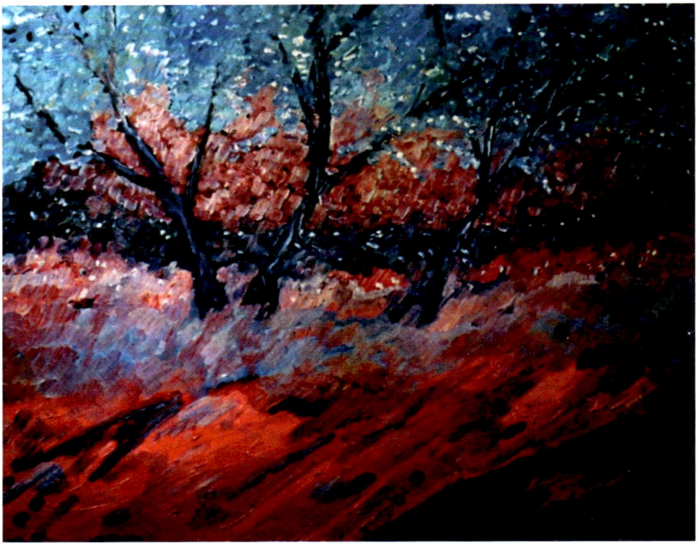

Mitten im Zauberwald

Wir gehen zurück. Käfer surren durch die Luft, goldene Blätter taumeln auf den Weg. Das warme Licht des Abends streift unsere Füße.

10. Der Garten, die Werkstatt, die Küche und die artesische Quelle

Westlich der Lagune fließt ein kleiner gewundener Bach parallel zum Strand in nördlicher Richtung und mündet neben unserem Haus. Dort löst er sich auf und verschwindet im großen Ganzen.

Auf beiden Seiten des Baches haben wir Beete angelegt. Schmale Rinnen führen vom Bach zu jedem einzelnen Beet. Sie können mit einfachen Holzschiebern geöffnet und geschlossen werden. Die vulkanische Erde ist fruchtbar und das Klima ist mediterran. Hier wächst fast alles, was in den gemäßigten und subtropischen Zonen heimisch ist. Wir bauen zumeist Gemüse und Salat an, aber am Rand des Gartens haben wir auch Obstbäume. Zwischen ihnen steht ein Bienenhaus. Unser Honig ist köstlich. Wir gehen sparsam mit ihm um.

Unsere Tage sind sich ähnlich. Wir verbringen die meiste Zeit im Garten und im Küchenpavillon. Bei der Gartenarbeit denke ich oft an eine banale Tatsache, die eine tiefere Bedeutung hat: Man kann nur ernten, was man vorher gesät hat. Jeder Same bringt eine spezifische Pflanze hervor. Wer Tomaten sät, wird von den betreffenden Pflanzen keine Gurken ernten. Bis zur Ernte müssen die Pflanzen gehegt und gepflegt werden, damit sie sich gut entfalten. Und die Erde unterscheidet nicht zwischen Unkraut und Nutzkraut. Sie lässt alles wachsen. Die Natur unterscheidet auch nicht Schädlinge von Nützlingen. Das muss der Gärtner tun. – Spiritualität ist ebenfalls ein empfindliches Pflänzchen. Sie braucht angemessene Bedingungen und Pflege, aber erzwingen kann man ihr Wachstum nicht.

Die meisten Nahrungsmittel, die wir verbrauchen, produzieren wir selber; nicht nur Salat und Gemüse, sondern z.B. auch Salz und Zucker. Die Herstellung von Salz ist einfach. Dafür benutzen wir ein großes Stück Blech mit aufgebogenen Rändern. In diese flache Pfanne gießen wir Wasser aus der Lagune und lassen es in der Sonne trocknen. Nach drei Tagen können wir das Salz vom Blech schaben. Auch die Produktion von Zucker ist einfach. Wir pflanzen das kleine mediterrane Zuckerrohr an. Es wird ungefähr 2 m hoch und 3 cm dick. Nach der Ernte wird es durch eine Presse gedreht, die im Prinzip wie eine Wäschemangel funktioniert. Den so gewonnenen Saft kochen wir, bis er zu dickflüssigem Sirup wird. Diesen breiten wir flach auf einem Backblech aus und trocknen ihn in der Sonne, bis er hart und brüchig ist. Dann wird er abgeschabt und klein geklopft. Fertig! Das Ergebnis ist wunderbarer braunen Zucker.

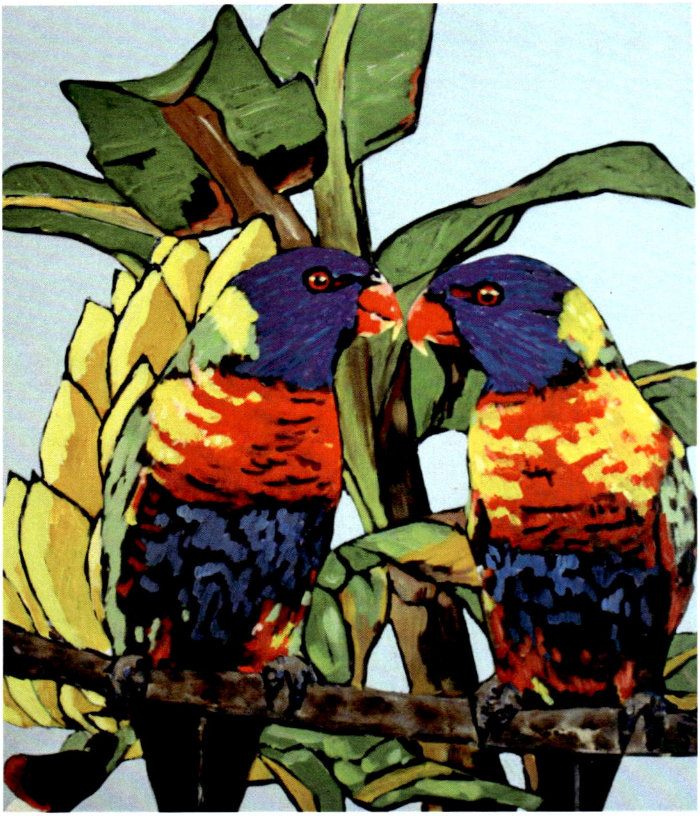

Kleine Papageien in einer Bananenstaude

Vom Festland bringe ich Kaffee, Tee, Gewürze, Konserven und weitere Kleinigkeiten mit. In Bezug auf Nahrungsmittel sind wir also nicht völlig autark, aber auch sonst nicht, denn ich bringe regelmäßig Dinge mit, die wir nicht selber herstellen, z.B. Papier, Schreibutensilien, Zeitungen, Bücher, Seife, Zahnpasta, Streichhölzer, Kerzen, Farben, Pinsel, Stoffe, Nähzeug, Zement, Balken, Bretter, Werkzeug, Benzin, Maschinenöl, Glas, Porzellan, Nägel, Schrauben und Scharniere.

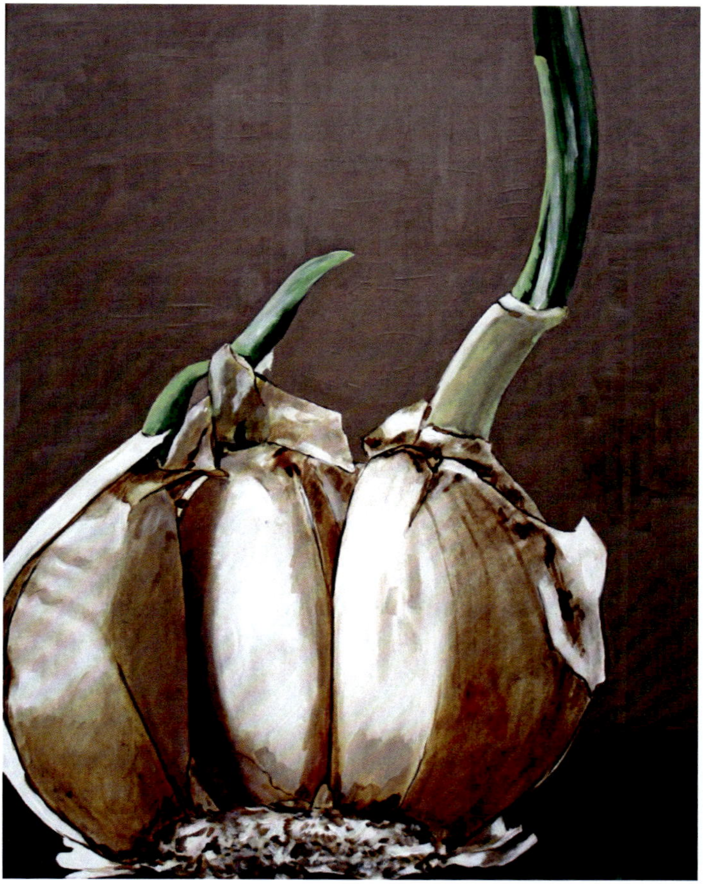

Knoblauch

Solche Dinge brauchen wir, aber die meisten Segnungen der sogenannten Zivilisation brauchen wir nicht. Es ist paradox: In der Fülle der Dinge verliert man die Fülle des Lebens. Deshalb haben wir uns für ein einfaches und bodenständiges Leben entschieden.

Als Sokrates über den Markt von Athen ging, soll er gesagt haben: 'Wie viele Dinge es gibt, die ich nicht brauche.'

So geht es auch uns. Das heißt aber keineswegs, dass wir in der Steinzeit leben. Dafür ist in erster Linie Fabrizio zuständig. Wir verrichten zwar einige körperliche Arbeit, aber wir produzieren auch Strom – nicht viel, doch für unsere Zwecke ausreichend. Hinter dem Bungalow steht ein Schuppen, in dem etwa 30 Autobatterien in einem Regal stehen. Sie werden ständig von zwei Solarmodulen und zwei kleinen Generatoren geladen. Der eine Generator wird von einem Wasserrad im Bach angetrieben, der andere von einem Windrad, das neben den Solarmodulen auf dem Dach des Bungalows steht. Mit einem Wechselrichter wird der 12-Volt-Gleichstrom in 220-Volt-Wechselstrom umgewandelt.

Neben dem *Stromschuppen*, wie wir ihn nennen, steht ein zweiter großer Schuppen, in dem die Werkstatt ist. Sie ist gut ausgestattet – vor allem mit Handwerkzeug –, aber wir benutzen auch kleine Elektrowerkzeuge wie Bohrer, Stichsäge, Handkreissäge, Handkettensäge, Hobel, Fräse, Schleifstein. Große Elektrowerkzeuge können wir mit unserem bescheidenen Kraftwerk allerdings nicht betreiben, auch keine Stromfresser wie E-Herd, Wasch- oder Spülmaschine.

Abgesehen von den kleinen Elektrowerkzeugen schließen wir nur sparsame Geräte an unser Netz: LED-Lampen, Kühlschrank, Handmixer, Plattenspieler, CD-Player, Radio mit Kurzwellenbreitband sowie einen Laptop mit Drucker, aber ohne Internet-Anschluss. Nur wenn es wirklich nötig ist, benutzen wir einen mobilen Stromgenerator, der von einem Benzinmotor angetrieben wird. Einen weiteren Motor haben wir nicht. Dieser Generator produziert 220-Volt-Wechselstrom. Wir verwenden ihn für eine Kreissäge, eine Wippsäge, einen Häcksler, eine große Kettensäge und einen Holzspalter.

Handys und Smartphones haben wir nicht, wir vermissen sie auch nicht. Ein normales analoges Telefon haben wir ebenfalls nicht. Wir könnten es zwar hin und wieder brauchen, aber für die Installation fehlen alle technischen Voraussetzungen. Notfalls kann ich das Funkgerät der Pythia benutzen.

Um mit anderen Menschen zu kommunizieren, sind wir altmodisch und schreiben Briefe. Ich bringe sie mit dem Schiff nach Mania und werfe sie dort in den Postkasten. Auch in Bezug auf die Medien sind wir altmodisch, denn wir bevorzugen ein uraltes Medium: das Buch. Bücher sind leise und unaufdringlich. Man liest sie, wann und so schnell man will. Ansonsten stehen sie stumm und geduldig im Regal. Ab und zu lesen wir auch mitgebrachte Zeitungen und Zeitschriften.

Wir kochen meist gemeinsam auf einem Holzherd, und etwas oberhalb von unserem Haus befindet sich ein besonderer Backofen: Dort strömen heiße vulkanische Gase aus einem runden Loch, das wir mit einem Stück Blech abdecken. Für langsames Backen und Schmoren ist dieser natürliche Ofen ideal.

Wir fühlen uns frei, die Segnungen der sogenannten Zivilisation entweder zu nutzen oder auf sie zu verzichten. Im letzten Fall ist das oft gar kein Verzicht, denn unsere Lebensqualität würde durch die betreffenden Dinge nicht verbessert, sondern verschlechtert.

Wir sind also keine ökologischen oder esoterischen Sektierer, sondern schätzen das Leben auf maßvollem Niveau. Askese kann eine besondere Art von Freiheit beinhalten, doch wenn man sie übertreibt, bewirkt sie das Gegenteil. Das erkannte Buddha bereits vor fast 3000 Jahren, daher empfahl er den *mittleren Weg*.

Seither wurden zahlreiche Anleitungen für ein einfaches, glückliches Leben geschrieben. Viele davon sind dogmatisch verbohrt, andere sentimental überhöht. Wir neigen zu einer pragmatischen Position, wie sie im bekannten Buch *Leben auf dem Lande* von John Seymour vertreten wird. Dort erfährt man übrigens, dass die ländliche Idylle hauptsächlich aus Arbeit besteht.

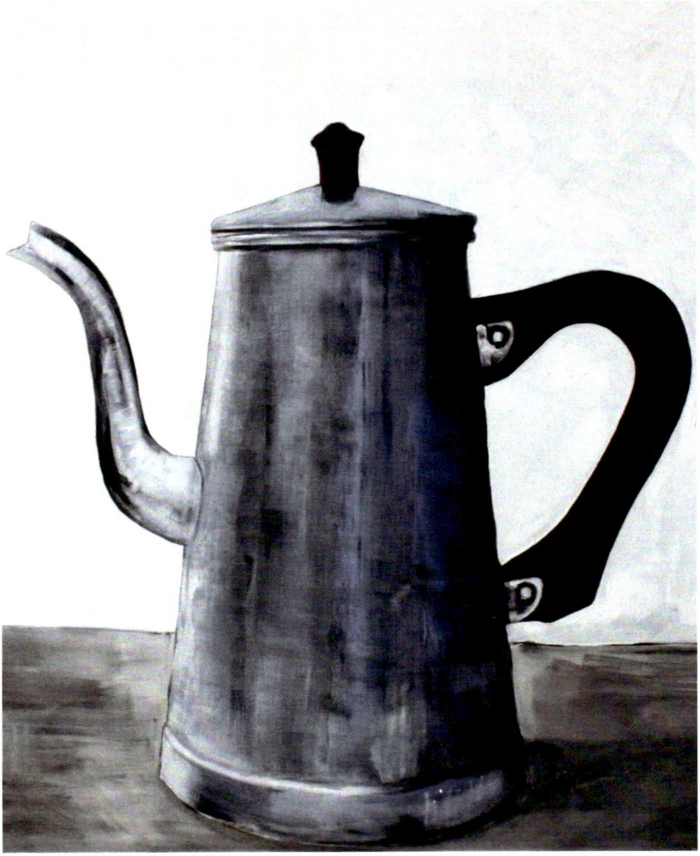

Unsere Kaffeekanne

Aber wir haben uns weder bewusst nach Buddha noch nach Seymour gerichtet, sondern unser jetziger Lebensstil hat sich in einem langen Prozess über Versuch und Irrtum entwickelt. In gewisser Weise erinnert er an die Frühzeit des Campings. Damals gab es ein verbreitetes Bedürfnis nach einfachem Leben. Es ist erstaunlich, dass dieses ausgerechnet im knapp bemessenen Urlaub stattfinden sollte. Man nahm nur wenige Dinge aus der Zivilisation mit und lebte dann eine Weile möglichst naturnah. Dieses Leben war offenbar attraktiver als das normale Leben in der Zivilisation.

Doch auch vor diesem Gebiet hat der sogenannte Fortschritt nicht haltgemacht, denn heute nehmen die Menschen ihren gewohnten Lebensstandard mit auf den Campingplatz. Dort leben sie wie bisher – nur beengter. Es ist ein Rätsel, warum sie das tun, und es ist ebenfalls ein Rätsel, warum sie genau das zerstören, wonach sie eigentlich suchen. Das frühere Camping entwickelt sich zur Hightech-Veranstaltung, das traditionelle Reisen mutiert zu Massentourismus, schöne alte Städte und historische Schauplätze verwandeln sich in Rummelplätze für gaffende Besucher, Erlebnisse werden zu *Events*, und die verschandelte Landschaft verkümmert zum Raum für alle möglichen Freizeitaktivitäten, die vorgeblich der Erholung dienen.

Müll produzieren wir übrigens nicht. Organische Abfälle landen auf dem Kompost und gehen irgendwann in den natürlichen Kreislauf zurück. Holzreste kommen in den Küchenherd – ebenso Papier und Pappe. Die Holzasche kommt auch auf den Kompost. Von allen Metallen verwenden wir praktisch nur Eisen, einschließlich Blech und Draht. Der wenige Eisenschrott, der anfällt, landet auf einem kleinen Haufen. Dort rostet er langsam vor sich hin und wird im Lauf der Zeit von der Natur übernommen. Plastik verwenden wir überhaupt nicht, deswegen haben wir keinen Plastikmüll.

Wir stehen früh auf. Amanda und Sophia verbringen viel Zeit im Garten und Fabrizio in der Werkstatt. Wenn ich auf der Insel bin, erledige ich, was ansteht. Die restliche Zeit verbringen wir gemeinsam im Küchenpavillon. Abends machen wir bei gutem Wetter ein kleines Feuer am Strand der Lagune. Dort sitzen wir auf Klappstühlen, trinken Wein und machen Musik. Alle *Events* der sogenannten Zivilisation sind im Vergleich dazu minderwertig. Amanda und Lauda spielen beide Gitarre und singen sehr schön – am liebsten irische, griechische, spanische und portugiesische Lieder.

Manchmal spielen wir Schach oder Go. Das Schachspiel stellt im Grunde eine mittelalterliche Schlacht dar: Die Bauern sind einfache Soldaten, die nur vorwärts gehen können und zuerst verheizt werden. In anderen Sprachen heißen sie tatsächlich *Soldaten*, z.B. im Arabischen, Persischen, Russischen, Englischen und Italienischen.

Alle übrigen Figuren mit Ausnahme des Königs heißen *Offiziere*. Die Türme stellen Befestigungsmauern dar; im Arabischen heißen sie *Festungen*. Die Springer sind die Kavallerie; im Englischen heißen sie *Ritter*, im Tschechischen *Reiter* und im Ungarischen *Husare*. Die Läufer stehen für andere militärische Einheiten, im Arabischen und Persischen für Elefanten (= Kriegselefanten), im Tschechischen für Bogenschützen und im Spanischen für Bischöfe (wobei weltliche Erzbischöfe mit eigenen Truppen gemeint sind; der schräge Einschnitt im oberen Teil der Figur symbolisiert die Mitra). Die machtvolle Dame verkörpert das Oberkommando. Im Arabischen und Türkischen heißt sie *Minister*, im Russischen *Feldherr*, im Ungarischen *Führer* und in den meisten anderen Sprachen *Königin*. Das Ziel des Spiels ist, den gegnerischen König gefangen zu nehmen (= schachmatt), aber er darf als gesalbter Monarch nicht wie die anderen Figuren geschlagen, also vom Schlachtfeld genommen und symbolisch getötet werden.

Fabrizio ist im Schach kaum zu schlagen. Das Spiel entspricht offenbar seiner Art, Probleme anzugehen, nämlich nach Möglichkeit direkt, zupackend und immer mit klarem Blick für die Problemlösung.

Wenn ich am Schachbrett sitze, erinnere ich mich oft an eine bekannte indische Legende: Der Herrscher Shihram wollte sich bei Sissa, dem Erfinder des Schachspiels, bedanken und gab ihm einen Wunsch frei. Dieser sagte Folgendes: ‘Gibt mir für das erste Feld des Schachbretts 1 Reiskorn, für das zweite 2, für das dritte 4, für das vierte 8, für das fünfte 16 usw. – also für jedes weitere Feld die doppelte Zahl.’ Shihram war wegen dieser vermeintlichen Bescheidenheit zunächst verärgert, weil er dachte, Sissa würde ihn für arm oder geizig halten. Doch schließlich stimmte er zu. – Wenig später erfuhr er von seinem Lagerverwalter, dass bei Weitem nicht genug Reis vorhanden war, um den scheinbar bescheidenen Wunsch zu erfüllen. Die Gesamtzahl der Reiskörner belief sich nämlich auf über 18 Trillionen! Das ist eine 18 mit (zufällig) 18 Nullen. Eine Trillion sind 1000 Billiarden, eine Billiarde 1000 Billionen, eine Billion 1000 Milliarden, eine Milliarde 1000 Millionen und eine Million 1000 x 1000. Ein Reiskorn wiegt ca. 0,03 Gramm. Wenn ich richtig rechne, wiegen 18 Trillionen Reiskörner zusammen rund 550 *Milliarden* Tonnen.

Zum Vergleich: Die Weltjahresproduktion in der Saison 2018/2019 betrug rund 500 *Millionen* Tonnen.

Manchmal wird die erwähnte Legende so weitererzählt: Da Shihram seine Zusage nicht einlösen konnte, aber auch nicht als Wortbrüchiger dastehen wollte, griff er zu einer List: Um die jeweils gelieferte Reismenge korrekt zu dokumentieren und zu bestätigen, musste Sissa die einzelnen Reiskörner zählen.

Auch während der Corona-Krise wurde ich an diese Geschichte erinnert. Wenn ein Mensch jeweils zwei andere ansteckt, klingt das nicht dramatisch. Tatsächlich entsteht dadurch aber die beschriebene lawinenartige Entwicklung. Ähnliches geschieht beim Bevölkerungswachstum. Wenn alle heterosexuellen Paare einer Generation drei oder mehr Kinder haben, die bis zu ihrem Reproduktionsalter überleben, und alle heterosexuellen Paare der folgenden Generationen ebenfalls, dann entsteht ein exponentielles Wachstum, wie wir es in Teilen der Dritten Welt immer noch erleben.

Nun eine Anmerkung zum Go-Spiel. Hierbei handelt es sich um eines der ältesten strategischen Brettspiele, es stammt aus China. Später wurde es in Korea und Japan weiterentwickelt. Das Brett besteht aus 19 horizontalen und 19 vertikalen Linien mit 361 Schnittpunkten. Dorthin setzen die Spieler abwechselnd jeweils einen kleinen weißen bzw. schwarzen Stein. Es gibt nur vier einfache Grundregeln, aber das Spiel ist trotzdem kompliziert, weil man nacheinander viele Steine setzt, die erst nach und nach eine strategische Dimension annehmen. Letztlich geht es darum, Flächen zu erobern, zu sichern und möglichst viele Spielsteine des Gegners gefangen zu nehmen.

Im Go geht es nicht wie im Schach um eine einzelne Schlacht, sondern um einen ganzen Krieg. Einzelne Schlachten können verloren werden. Trotzdem kann man den ganzen Krieg gewinnen, weil auch aussichtslose Schlachten gegnerische Kräfte binden bzw. schwächen und die entscheidenden Schlachten möglicherweise ganz woanders geschlagen werden. Wenn man sich die Militärgeschichte vergegenwärtigt, ist das ein realistisches Szenario.

Besonders interessant am Go ist die Tatsache, dass alle Spielsteine gleich aussehen und denselben Wert haben, nämlich einen sehr geringen. Erst in der richtigen kollektiven Anordnung entfalten sie eine zunächst kaum spürbare, aber im Verlauf des Spiels immer dominantere strukturelle Macht, die man mit einem modernen Begriff als *Soft power* bezeichnen könnte.

Zum Go gehört eine strenge Ästhetik, die an den japanischen Zen-Buddhismus erinnert. Die Schnittpunkte liegen so eng beieinander, dass man die linsenförmigen Spielsteine, die klassischerweise aus Porzellan bestehen, vorsichtig und genau setzen muss. Dadurch wird man zu körperlicher Ruhe und Beherrschtheit gezwungen, ähnlich wie bei Mikado. In jeder Phase des Spiels zeigt die Anordnung der Steine ein Bild sparsamer Schönheit.

Go ist kein Spiel für Praktiker und Draufgänger, die schnell ein Problem lösen wollen, sondern für intelligente, ruhige und geduldige Strategen. Sophia ist im Go nicht zu schlagen. Sie spielt auch gut Schach, aber gegen Fabrizio hat sie keine Chance. Es ist interessant, wie sich unterschiedliche Begabungen bereits bei Brettspielen zeigen. Amanda und ich dienen den beiden nur als Sparringspartner.

Und was tun wir bezüglich der Gesundheit? Zunächst das Übliche: gesunde Ernährung, Bewegung, frische Luft, ausreichend Schlaf. Bisher hat das gereicht. Merlin, unser Schiffsarzt, spricht hin und wieder einen Gesundheitszauber für die ganze Insel aus. Das macht er vom Schiff aus. Ob dieser Zauber wirkt? Keine Ahnung. Jedenfalls schadet er nicht, denn wir waren seit Jahren nicht krank. Aber wir sind auch keine verbiesterten Gegner der sogenannten Schulmedizin. Wäre es nötig, würden wir nach Mania fahren, um dort einen Arzt aufzusuchen oder sogar ins Krankenhaus zu gehen.

Oberhalb des Gartens liegt unser Weinberg. Die beiden Frauen stellen einen guten, trockenen Weißwein her. Sie produzieren manchmal mehr, als wir verbrauchen. Ich bringe die überzähligen Flaschen auf die Pythia, um sie in Mania zu verkaufen, aber wenn wir dort anlegen, sind sie meistens leer.

Neben dem Weinberg liegt ein Olivenhain mit alten Bäumen. Unser naturbelassenes, kaltgepresstes Öl ist aromatisch und hat einen angenehmen Nachgeschmack.

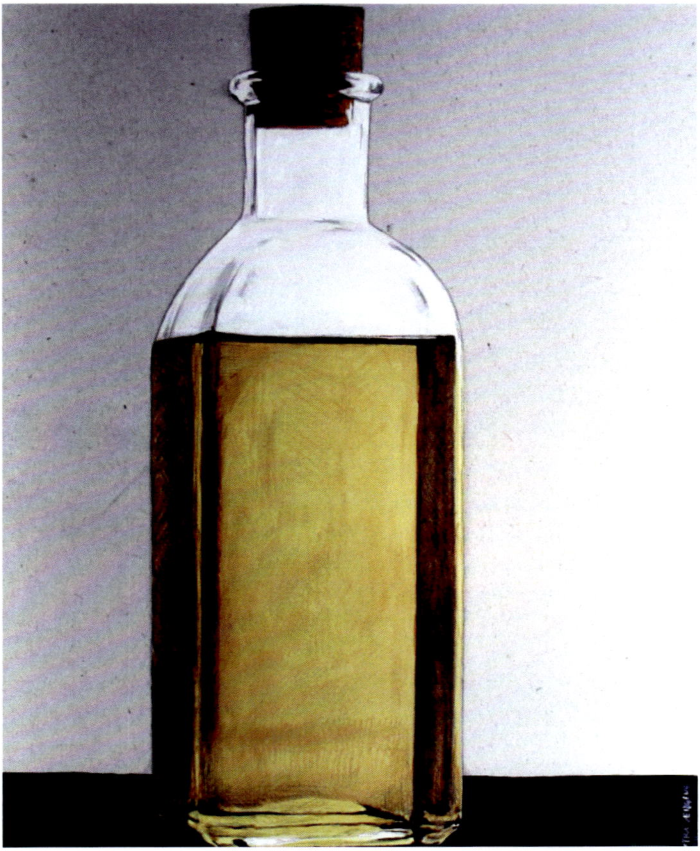

Unser Olivenöl

Zwischen den Bäumen laufen Schafe und Hühner frei herum. Im Hühnerstall kann man ständig ein wahres Wunder erleben. Wir sind ja umgeben von Wundern, die wir als solche kaum noch wahrnehmen, weil wir uns an sie gewöhnt haben. Dennoch gibt es einige alltägliche Wunder, die mich immer wieder in Staunen versetzen. Besonders eindrucksvoll ist ein befruchtetes Hühnerei. Es besteht aus einer kalkhaltigen Schale, in der zwei Sorten einer glibbrigen Substanz enthalten sind. Es kommt nichts Neues ins Ei hinein. Die Henne bebrütet es drei Wochen lang, dann pickt sich ein fertiges Küken aus der Schale. Gibt es ein Wunder, das eindrucksvoller ist?

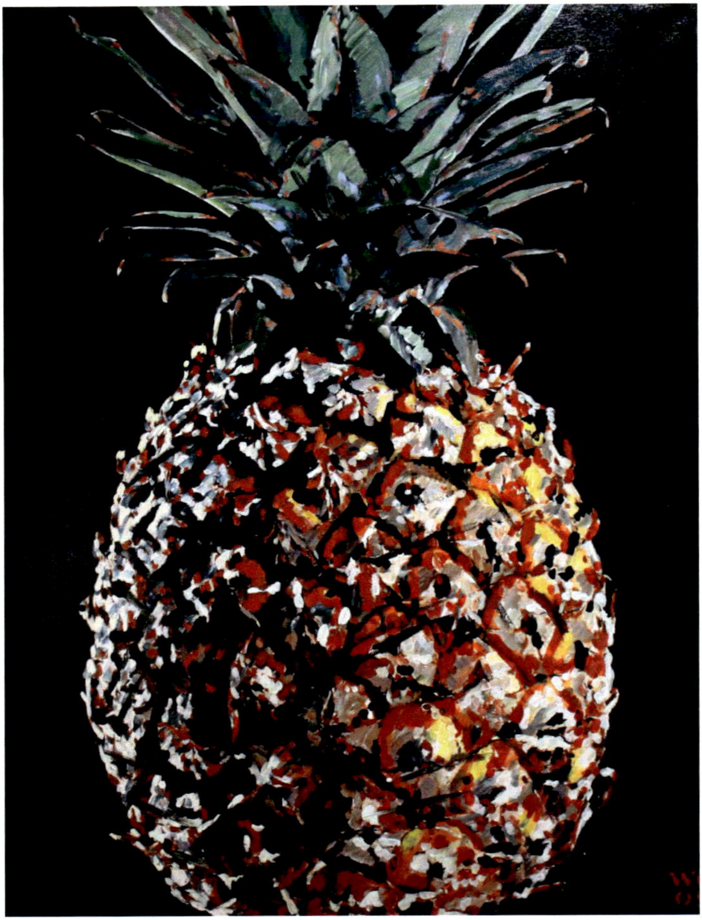

Ananas

Wir leben vegetarisch und töten – mit einer Ausnahme – keine Tiere, aber wir essen Eier und verwenden die Milch der Schafe für die Herstellung von Käse. Amanda kümmert sich um die Hühner und Sophia um die Schafe. Den Käse produzieren sie gemeinsam. Wolle haben wir bisher noch nicht hergestellt, doch Sophia will es demnächst versuchen. Mats sammelt täglich die Eier ein.

Die erwähnte Ausnahme betrifft Fische. Wir angeln in der Lagune Doraden, Makrelen und Barsche, aber sind keineswegs unempfindlich dafür, dass wir schöne, gesunde und vitale Fische töten, um sie zu essen. Wir beruhigen unser schlechtes Gewissen, indem wir uns einreden, Doraden, Makrelen und Barsche seien *böse Raubfische*. Wenn wir sie angeln, schützen wir sozusagen deren sympathische Beutetiere, nämlich jene kleinen Sardellen, die in der Lagune glitzern und funkeln. Das ist natürlich nur eine fadenscheinige Rationalisierung dafür, dass wir von Zeit zu Zeit gerne Fisch essen.

Der Küchenpavillon steht nah am Bach und etwa 20 m vom Haus entfernt. Fabrizio hat ihn allein gebaut. Es handelt sich um ein kleines viereckiges Gebäude mit einer Seitenlänge von 5 m und besteht aus einem Balkengerüst mit Blechdach, aus dessen Mitte ein Kamin ragt. Gleich daneben steht ein großer Wassertank.

Die seitlichen Wände des Pavillons bestehen aus Holz und hängen oben an Scharnieren. Man kann sie wie bei alten Marktbuden hochklappen und mit Stelzen abstützen. Dadurch entsteht eine zusätzliche Dachfläche. Je nach Wind, können die einzelnen Wände geschlossen bleiben und geöffnet werden. Bei Flaute oder schwachem Wind öffnen wir alle Wände. Dann steht die Küche ganz frei unter einem großen Dach. Der Boden besteht aus einfachen Brettern, die auf eine Balkenunterlage genagelt sind.

In der Mitte des Pavillons steht ein gemauerter Kamin, direkt daneben ein alter Küchenherd, der mit Holz beheizt wird und auf dem man wegen seiner unterschiedlichen Hitzezonen gut kochen kann. Er hat außerdem einen integrierten Wasserkasten, aus dem man jederzeit heißes Wasser schöpfen kann. Dieser Herd ist sehr sparsam im Verbrauch. Ein paar Scheite Holz genügen, um ein mehrgängiges Menue für fünf Personen zu kochen.

Auf dem Dach des Pavillons steht neben dem Kamin der Wassertank. Von ihm gehen vier Rohre ab: Das erste ist der Zulauf, das zweite der Überlauf, das dritte führt zur Dusche, das vierte geht senkrecht am Kamin nach unten und endet an einem Wasserhahn auf der gegenüberliegenden Seite vom Küchenherd. Von dort läuft das Wasser in ein Spülbecken, dessen Ablaufrohr tief in den Sand hinunterreicht. Sand ist ein guter Filter, aber wir haben sowieso kein Abwasser, das in ökologischer Hinsicht problematisch wäre.

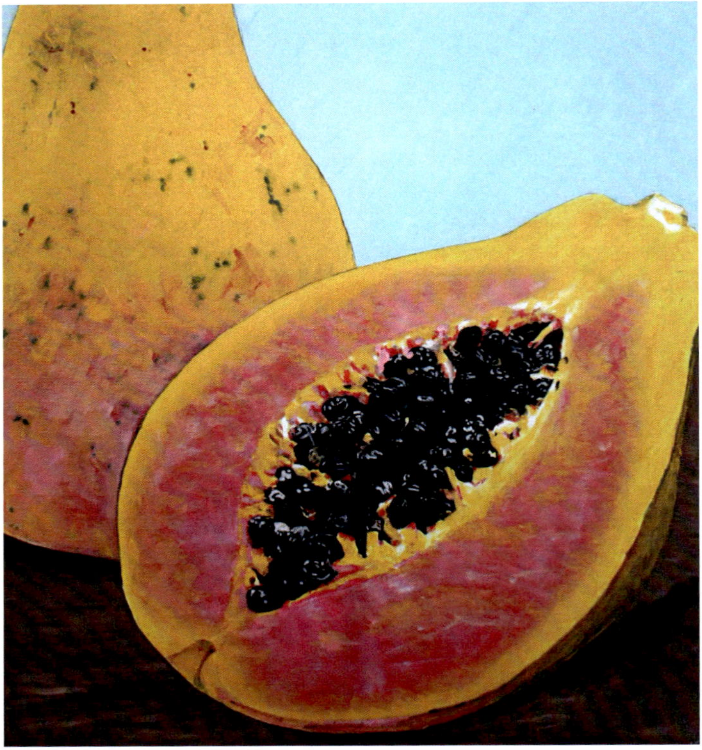

Papaya

Die Dusche befindet sich einige Meter neben dem Pavillon. Ihre Wände bestehen aus drei Schilfmatten, die an Dachlatten genagelt sind.

Aber wie kommt das Wasser in den Tank, der auf dem Dach des Pavillons steht? Er wird ständig mit Wasser aus dem Bach gefüllt. Dies besorgt ein trickreiches technisches Gerät namens *hydraulischer Widder*. Hierbei handelt es sich um eine Pumpe, die weder Treibstoff noch Strom benötigt, sondern vom fließenden Wasser des Baches angetrieben wird. Von dieser Pumpe führt ein Rohr oben in den Tank. Das Rohr für den Überlauf ist ebenfalls oben angesetzt und führt zum Bach zurück. Auf diese Weise enthält der Tank immer frisches Wasser. Ich habe es in einem Labor untersuchen lassen. Es ist ein sehr gutes *Stilles Mineralwasser*, aber für das *Tafelwasser* haben wir noch eine bessere Alternative. Davon später.

An den beiden verbleibenden Seiten des Kamins steht je ein Arbeitstisch. Über dem ersten hängen Töpfe und Pfannen an einem eisernen Gitter, über dem zweiten Büschel getrockneter Kräuter an einem Geflecht aus dünnen Ästen. Unser Esstisch hat keinen festen Platz. Wir stellen ihn jeweils dorthin, wo es schattig und windstill ist. Bei schlechtem Wetter schließen wir meistens drei Wände und lassen die vierte nach Lee offen.

Der Küchenpavillon steht am Strand der Lagune. Sie ist nicht sehr tief, an der tiefsten Stelle vielleicht 30 m. Der Strand neigt sich ziemlich flach ins kristallklare Wasser. Man sieht den sandigen Boden.

An einigen Stellen wächst Seegras. Dort schwimmen viele Fische. Kleine Krebse wühlen sich aus dem Sand und sind plötzlich wieder verschwunden. Über der Lagune schweben nervöse, heisere Möwen. Die Wellen spülen kleine Steine an den Strand.

Sitzt auch Du manchmal in sonderbarer Stimmung am Wasser?

Spürst auch Du dann die Jahrhunderte?

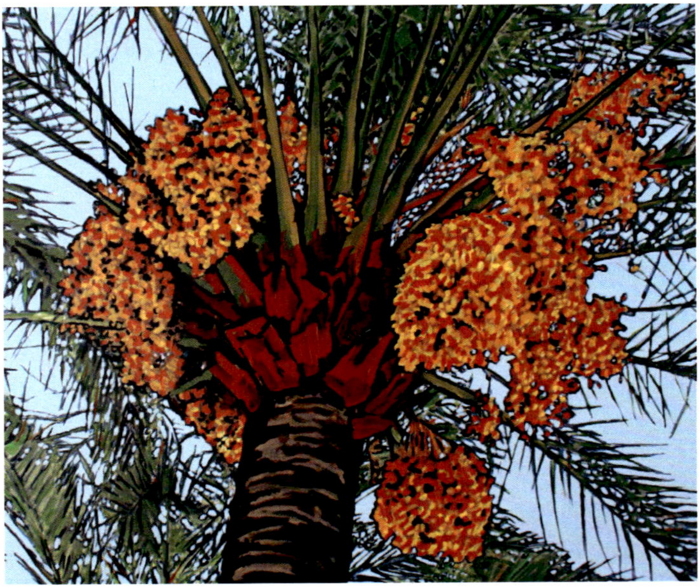

Dattelpalme auf der kleinen Insel in der Lagune

Mitten in der Lagune liegt eine kleine felsige Insel, die ein schmaler Sandstreifen umgibt. Dort wachsen Dattelpalmen, deren Kronen sich berühren und einen netzartigen Schatten auf die Felsen werfen. In der Mitte dieser kleinen Insel entspringt eine artesische Süßwasser-Quelle. Das ist überraschend, weil das Wasser der Lagune salzig ist. Solche Quellen kommen dadurch zustande, dass Grundwasser zwischen undurchlässigen Schichten in einer Senke gestaut wird und durch eine Spalte an die Oberfläche tritt. Da sich die Lagune in der Senke der Caldera befindet, tritt dieses seltene Phänomen dort auf, zufällig mitten auf dieser kleinen Insel.

Artesische Quellen gibt es sogar im Meer, z.B. vor der steilen, felsigen Küste von Margese. Wenn es windstill ist, sind zwei dieser Quellen gegen das Licht gut zu erkennen, denn dort ist das Wasser immer leicht gewellt und bewegt. Man kann mit dem Schiff längsseits gehen und Süßwasser schöpfen. An solchen Stellen sollte man jedoch nicht tauchen, weil die Mischung von Salz- und Süßwasser das

Licht ungleichmäßig bricht. Dadurch entstehen Schlieren, die wie ein Ölfilm aussehen, sodass ein Taucher nicht klar sehen kann.

Ich fahre oft mit dem Ruderboot zur kleinen Insel in der Lagune, um leere Flaschen mit Quellwasser zu füllen. Es ist wunderbar kühl, klar und weich, noch besser als das Wasser vom Bach, weil es direkt aus einer Felsspalte kommt und noch nicht länger an der Oberfläche war. Wir verwenden es als Tafelwasser. Wenn ich die Flaschen gefüllt habe, sitze ich oft eine Weile neben der Quelle und tue nichts. Ich denke auch an nichts, sitze nur da und fühle mich ganz allein, aber trotzdem eins mit Allem. Ich sitze auf dem Mittelpunkt der Insel, dieser ist zugleich der Mittelpunkt meiner Welt.

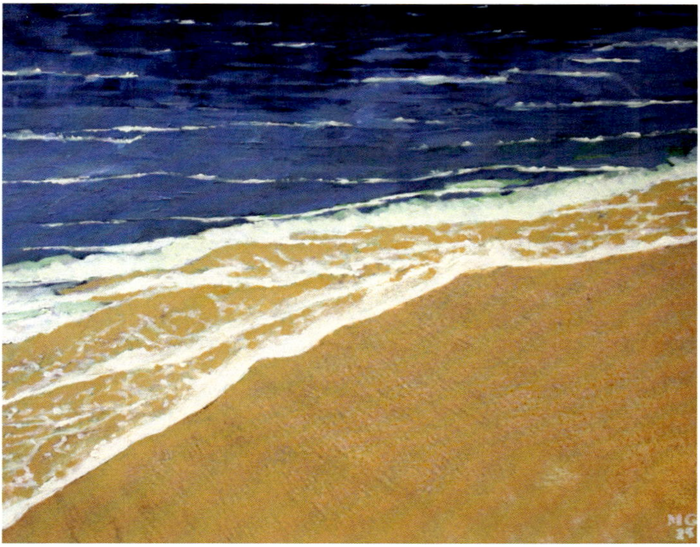

Der Strand der Lagune

Nachts sieht die Lagune aus, als beginne hier ein Loch, das durch die ganze Erde verläuft und auf der anderen Seite wieder herauskommt. Man schaut ins dunkle Wasser und hat die Illusion, als würde man den Sternenhimmel auf der anderen Seite der Erde erblicken.

11. Aufstieg zur kleinen Kapelle nach einem Gewitter

Das Wetter im weiteren Umkreis der Insel Escondida ist meistens sonnig und ruhig, aber manchmal gibt es gewaltige Gewitter mit orkanartigen Winden. Auf dem Schiff müssen wir dann aufpassen. Damit es keine starke Schlagseite bekommt, müssen wir mit einer Sturmfock *hart am Wind* segeln oder mit *gerefften* (= verkleinerten) Segeln bzw. ganz ohne Segel *raum* (= schräg) *vor dem Wind ablaufen*. Außerdem dürfen wir auf keinen Fall gegen eine Untiefe oder eine Küste gedrückt werden.

Wenn man sich auf der Insel befindet, läuft man jedoch keine Gefahr und kann ein grandioses Schauspiel erleben. Solche starken Gewitter entstehen meist wie aus dem Nichts. Schwarze, schwefelgelbe Wolken bedecken plötzlich den Himmel. Manche huschen vorbei wie Gespenster. Es wird schlagartig dunkel. Die Bäume werfen keinen Schatten mehr, die Tiere verstecken sich. Das Vogelgezwitscher hört auf. Ein pfeifender Wind braust wie ein riesiger Wasserstrudel rund um das Becken der Caldera. Die Oberfläche der Lagune kräuselt sich. An einigen Stellen entstehen kleine spitze Wellen, die sich kaum von der Stelle bewegen.

Der Donner verstärkt sich in der Caldera wie im Klangkörper eines Musikinstruments. Er geht in ein vielfältiges Echo über und endet als langes Brummen. Man hat das Gefühl, die Erde bebe. Blitze schlagen auf den Klippen ein. Manche sehen aus wie glühende, zuckende Schlangen, die sich kopfüber in die dunklen Felsen stürzen.

Der Regen kommt sofort und mit voller Wucht. In einer pathetischen Sprache hat man früher gesagt: ‘Der Himmel öffnet seine Schleusen.’ Bei solchen Gewittern kann man sich tatsächlich vorstellen, dass über den Wolken ein riesiger Stausee schwebt, dessen Schleusen mit einem Mal weit geöffnet werden.

Reißende Bäche stürzen an den Hängen der Caldera hinunter und fließen in die Lagune, deren Wasser milchig-weiß wird. Vor der Felswand im Süden bildet sich ein Stau. Dort brodelt und zischt es. Ab und zu steigen hohe Fontänen in die Luft, die von Weitem wie Springbrunnen aussehen.

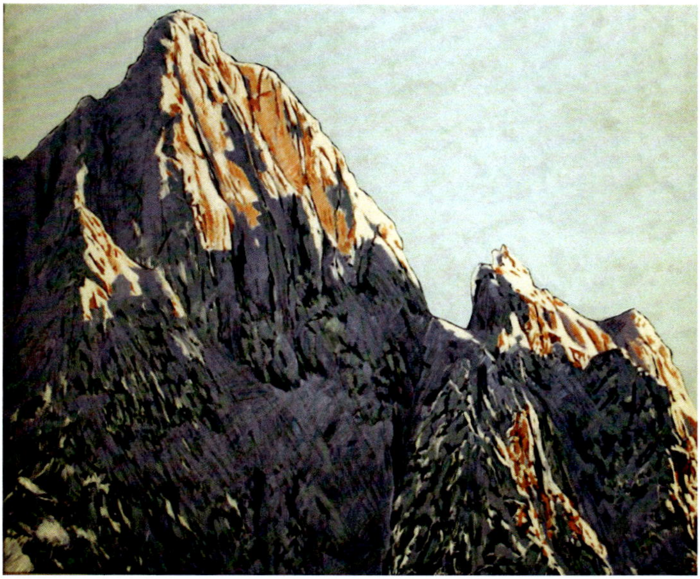

Der Kraterrand der Caldera kurz nach dem Gewitter

Die starken Gewitter hören schlagartig auf. Plötzlich scheint wieder die Sonne und es ist windstill. Die Luft ist wunderbar frisch. Die nassen Hänge der Caldera dampfen. Kurz danach sind sie trocken und völlig staubfrei, als hätte man jeden einzelnen Stein gewaschen. Wenige Tage später überzieht ein grüner Teppich kleiner Pflanzen die Geröllfelder. Sie haben lange auf diesen Moment gewartet.

Das Wasser der Lagune wird langsam wieder klar. Das viele Süßwasser hat die Fische vertrieben. Jetzt kehren sie zurück.

Wir wollen wieder einmal zur kleinen Kapelle aufsteigen, aber diesmal nehmen wir einen anderen Weg. Er verläuft von unserem Haus erst ein Stück nach Norden und führt dann in einem Bogen in östlicher Richtung hinauf auf die Klippen. Der Aufstieg über diese Route ist kürzer als der über die große Wiese und den Zaubergarten, aber er ist auch mühsamer, weil man über ein Schotterfeld aufsteigen muss. Doch so gelangt man wesentlich schneller auf die Klippen.

Oben beginnt ein schmaler, fast ebener Pfad, der an der Kapelle endet. Manchmal bekommt man etwas Angst, weil der Pfad so nah am Rand der Steilküste entlangläuft. Unter uns fliegen Seeschwalben, und ganz unten sehen wir die Brandung, die sich schäumend an den dunklen Felsen bricht. Heute weht ein stabiler auflandiger Wind, der uns von der Kante in Richtung Inselmitte drückt, sodass wir nicht das Gefühl haben, wir könnten jederzeit von einer plötzlichen Böe aus westlicher Richtung erfasst werden und abstürzen.

Etwa 100 m vor der kleinen Kapelle steht jener Sarkophag, der anfangs erwähnt wurde. Mats hat plötzlich Angst. Ich nehme ihn auf den Arm. Er verbirgt sein Gesicht in meiner Jacke. Kurz vor der kleinen Kapelle lasse ich ihn bei Sophia und gehe noch einmal zurück. Die Grabplatte des Sarkophags ist immer noch verrutscht. Ich schaue nicht hinein, sondern rücke die Platte in die richtige Position, bis der Sarkophag ganz geschlossen ist.

Die kleine Kapelle erinnert an die Kapelle von Mykonos, denn sie ist wie jene ziemlich verwinkelt, hat eine runde Kuppel und ist weiß gekalkt. Als ich die Insel entdeckt habe, war sie unbewohnt, aber die Kapelle stand schon dort – der Sarkophag auch.

Wenn man genau hinsieht, bemerkt man, dass die Kapelle auf dem Fundament eines antiken Tempels steht, das aus großen Marmorblöcken besteht. Auch vor der Kapelle steht ein großer Marmorblock, in den rundherum merkwürdige Zeichen gemeißelt sind. Die meisten sind stark verwittert, aber eine Schlange und ein Vogel sind gut zu erkennen. Hinter der Kapelle liegen Teile zerbrochener Marmorsäulen in dornigem Gestrüpp.

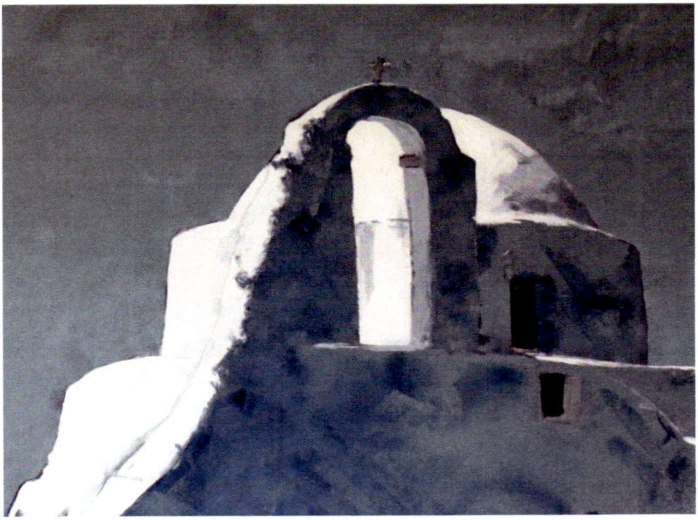

Die kleine Kapelle

Die Reste dieses antiken Tempels sind erstaunlich, weil es auf der ganzen Insel keinen Marmor gibt. Die großen Blöcke müssen also mit dem Schiff hierher transportiert worden sein. Es war unmöglich, sie die steilen Klippen hochzuschleppen. Also mussten sie zunächst in die Lagune gebracht werden. Aber wie? Der Zugang ist von einer senkrechten Felswand versperrt. Selbst wenn man den Zauberspruch kennt, um sie zu öffnen, ist der Durchgang so eng, dass man mit einem schlanken Ruderboot nur knapp hindurchkommt. Mit einem solchen Boot könnte man keinen Marmorblock transportieren, unter diesem Gewicht würde es sofort sinken. Es ist ebenfalls ein Rätsel, wie die Blöcke von der Lagune auf die Klippen gebracht wurden – ohne Straßen, ohne Wagen, ohne Kräne.

Der antike Tempel stand auf einem energiegeladenen Ort, genau dort steht jetzt die kleine Kapelle. Geht man auf sie zu, liegt das Sonnenlicht wie ein weißes Tuch auf der Kuppel. Aber wer weiß, dass in der Kapelle jenes geheimnisvolle helle Licht leuchtet, das von keiner Lampe stammt, sondern autonom ist und den ganzen Innenraum ausfüllt, der kann sich auch vorstellen, dass die Kuppel von innen durchleuchtet wird – wie ein Lampenschirm. Nur einige Meter unterhalb der Kapelle befindet sich Fabrizios *Kloster*.

Über der Kapelle schweben einige Möwen – fast bewegungslos. Auch unsere Seelen schweben dort, gerade so, als wollten sie sich vom Körper lösen und davonfliegen.

Ich dachte an Ikarus, einen der zahlreichen tragischen Helden der griechischen Sagen. König Minos von Kreta hatte ihn zusammen mit seinem Vater Daedalus im Labyrinth von Knossos gefangen gehalten. Daedalus baute Flügel aus einem leichten Holzgestell, an das er Federn mit Wachs befestigte. Damit wollten die beiden davonfliegen. Daedalus ermahnte seinen Sohn, er dürfe nicht zu tief fliegen, weil die Feuchtigkeit des Meeres die Flügel beschädigen könne, aber auch nicht zu hoch, weil das Wachs durch die Hitze der Sonne schmelzen würde. Die beiden flogen aus dem Labyrinth. Eine Weile ging alles gut, doch dann wurde Ikarus übermütig und flog so hoch an die Sonne, dass das Wachs seiner Flügel weich wurde und die Federn abfielen. Er stürzte ins Meer, nahe einer Insel, die Daedalus nach dem verunglückten Sohn benannte: Ikaria. Diese Insel heißt heute noch so. Sie liegt in der Ägäis östlich von Amorgos.

Ein Punkt dieser Geschichte ist unlogisch, denn mit steigender Höhe wird es ja nicht wärmer, sondern kälter. Aber logische Einwände sind für Sagen und Märchen unerheblich. Wichtiger ist die Symbolik. Eine ähnliche Geschichte – allerdings mit unklarem Ausgang – findet sich im *Struwwelpeter* von Heinrich Hoffmann. Ihr Titel lautet: *Der fliegende Robert.* Es geht um einen Jungen, der alle Mahnungen während eines Sturms missachtet, mit einem Regenschirm nach draußen geht und von einem Windstoß mitgerissen wird:

> *Und der Robert fliegt geschwind durch die Luft so hoch, so weit.*
> *Niemand hört ihn, wenn er schreit.*
> *An die Wolken stößt er schon, und der Hut fliegt auch davon.*
> *Schirm und Robert fliegen dort durch die Wolken immerfort,*
> *und der Hut fliegt weit davon, stößt zuletzt am Himmel an.*
> *Wo der Wind sie hingetragen, ja, das weiß kein Mensch zu sagen.*

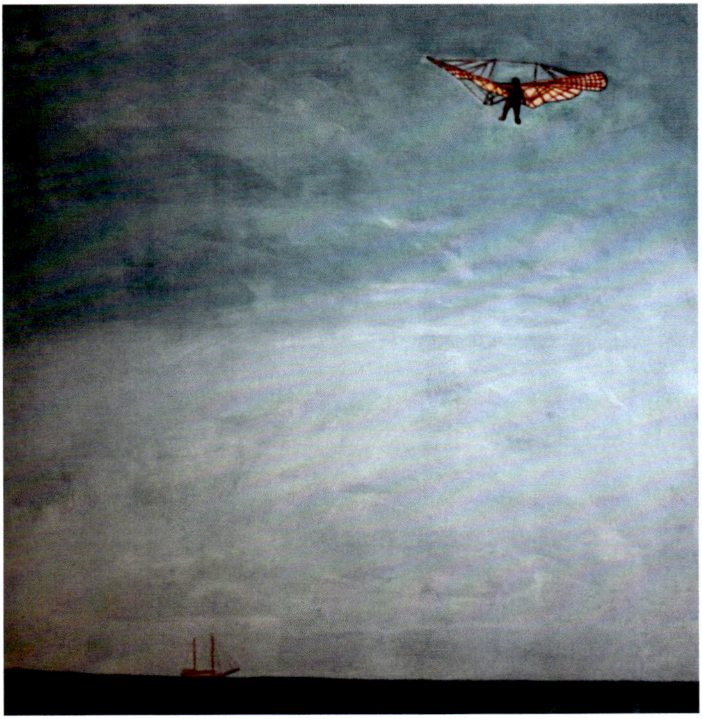

Ikarus

Fazit: Auch so kann die Suche nach Spiritualität enden. Oder so: Mancher flog so hoch, dass ihn keiner mehr sah. Viele meinten sogar, er sei gar nicht geflogen.

Wir stehen immer noch an der Kapelle. Unter uns spüren wir eine gewaltige Masse an Materie: Zunächst kommt der riesige Berg aus vulkanischem Gestein, der bis zum Meeresboden in 4 km Tiefe reicht. Erst darunter beginnt die eigentliche Erdkruste, die im Schnitt 30 km dick ist. Dann folgt der zum Teil flüssige Erdmantel, schließlich der feste Eisen-Nickel-Kern. Bis zum Mittelpunkt der Erde legen wir in Gedanken 6400 km zurück. Es folgen weitere 6400 km zur anderen Seite. Die Temperatur im Erdinneren liegt in einer Größenordnung von 4000-5000 Grad.

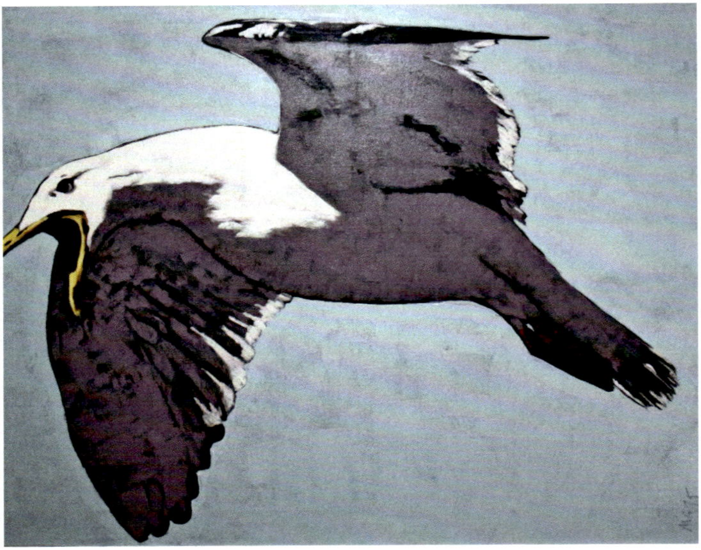

Eine Möwe über der kleinen Kapelle

Aber das ist noch nicht alles, denn wir sind umgeben von einer Atmosphäre, die mit zunehmender Höhe dünner und kälter wird. Ohne Hilfsmittel könnten wir in einer Höhe von 10 km schon nicht mehr atmen. Bei ca. 100 km beginnt das Vakuum des eisigen Weltalls.

Unsere nächsten Himmelskörper, die Sonne und die Planeten des Sonnensystems, sind bereits extrem weit von uns entfernt, ganz zu schweigen vom nächsten Stern. Er heißt Apha Centauri und liegt 4,3 Lichtjahre entfernt, d.h. etwa 40 Billionen km. Unsere Galaxie ist die Milchstraße. Sie hat riesige Ausmaße. In ihrer Mitte befindet sich ein schwarzes Loch, in dem alle Sterne nach und nach wie in einem Strudel verschwinden. Die nächstgelegene Galaxie heißt Andromeda und liegt 2,5 Millionen Lichtjahre entfernt. Das sind 2,5 Millionen x 9,5 Billionen km. Alle anderen Galaxien sind noch viel weiter entfernt. Ihre Zahl wird auf eine Billion geschätzt.

Die kleine Kapelle steht also auf der Schnittstelle gewaltiger Massen und unendlicher Räume – genau dort leben wir auf der dünnen Haut eines immer noch glühenden Planeten, verloren zwischen Milliarden Kilometern und Milliarden Jahren. Und das Universum dehnt sich ständig aus. Wie lange noch? Vielleicht fällt es irgendwann in sich zusammen, bis seine gesamte Materie so verdichtet ist, dass es zum neuen Urknall kommt. Dann geht alles wieder von vorne los. Das wäre so ähnlich, als würde das Universum atmen.

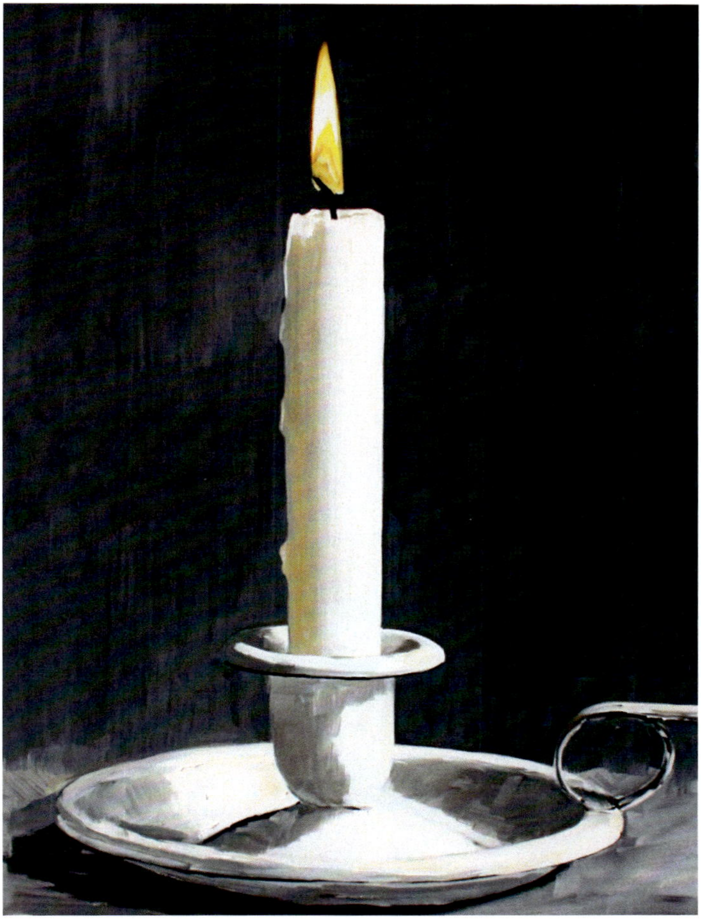

Unser kurzes irdisches Leben

Die Unendlichkeit und die Ewigkeit umgeben und durchdringen die ganze Welt. Diese ist nicht nach dem menschlichen Verstand geordnet. Deswegen verstehen wir sie umso weniger, je mehr wir über sie wissen. Die Wirklichkeit ist voller Rätsel, und die Dinge enthalten viele Geheimnisse. Würde man die ganze Wahrheit kennen, würde man sie vielleicht nicht glauben.

Hoffen wir, dass der große Geist alles gnädig umschließt – auch uns – und jene ermordete Frau, die im Sarkophag neben der Kapelle liegt.

Sie war die Mutter von Mats.

Weitere Bücher von Manfred v. Glehn:

Briefe an den ungläubigen Thomas

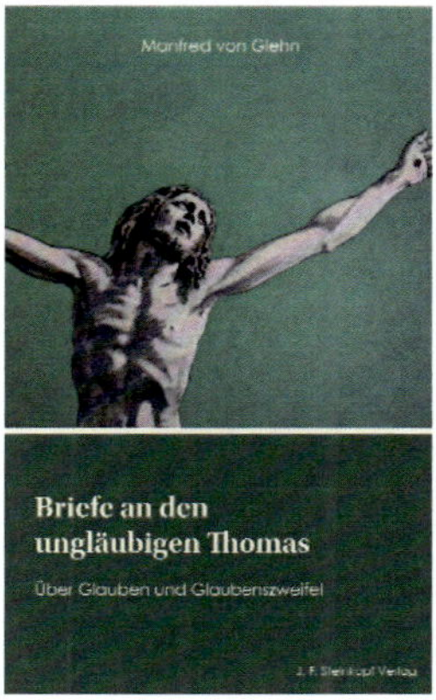

Woran glauben Menschen heute wirklich?

Der Journalist Thomas Lessing sucht eine spirituelle Heimat und befasst sich mit dem Apostolischen Glaubensbekenntnis. Er schreibt einen kritischen Kommentar dazu, den er veröffentlicht, und bekommt viele Zuschriften, die der Verfasser tatsächlich erhielt. – Die *Briefe an den ungläubigen Thomas* verdeutlichen: Es fällt Menschen heute bei religiösen Texten oft schwer zu differenzieren, was tatsächlich so passiert ist, wie es dort steht, und was *wahr* ist. Das Buch motiviert zu kritischer Reflexion.

Die Krone der Schöpfung

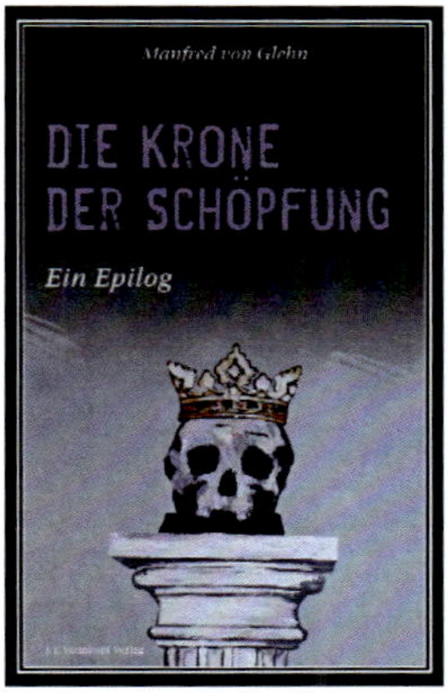

Ein Epilog

2052 wird in Brasilien der letzte Mensch geboren. Bereits Anfang 2052 hat man festgestellt, dass es keine neuen Schwangerschaften gibt. Ein weltweites Phänomen. Doch wie kam es dazu? Niemand weiß es, auch der Autor nicht. Aber er nennt und interpretiert die Fakten. Er berichtet von einer Welt, deren Zustand aus der ständigen Misshandlung unseres Planeten, der Vergiftung von Boden, Luft, Wasser und somit des Menschen selbst resultiert. Das Buch ist genau recherchiert und endet mit dem letzten Überlebenden. Es lässt keinen unberührt.

Die letzte Reise der Cassandra

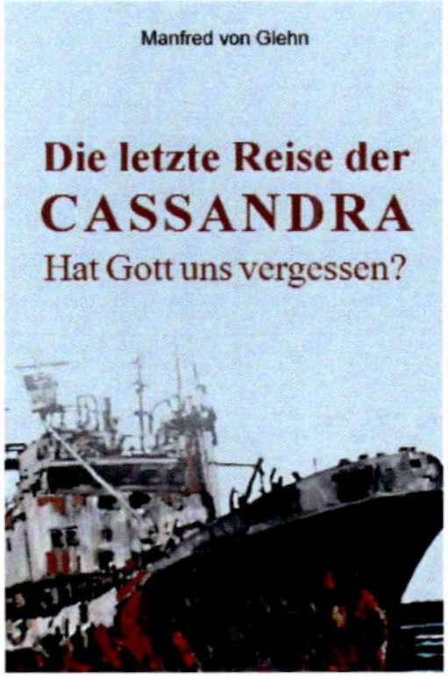

Hat Gott uns vergessen?

Heiligabend 2013 stieß der japanische Fischtrawler *Akita Maru* im südlichen Atlantik auf eine Rettungsinsel mit der Aufschrift *Leonardo*. Darin fand man drei Männer und eine Frau. Sie waren offensichtlich tot. Neben der Frau lag ein kleiner Hund, der schwache Lebenszeichen von sich gab. Außerdem fand man einige Gegenstände, darunter ein funktionsfähiges Notebook. Es enthielt nur eine Datei.
Bei der Lektüre dieses Buches stellt sich den Lesern die drängende Frage, ob Gott sich für das individuelle Schicksal der Menschen interessiert.

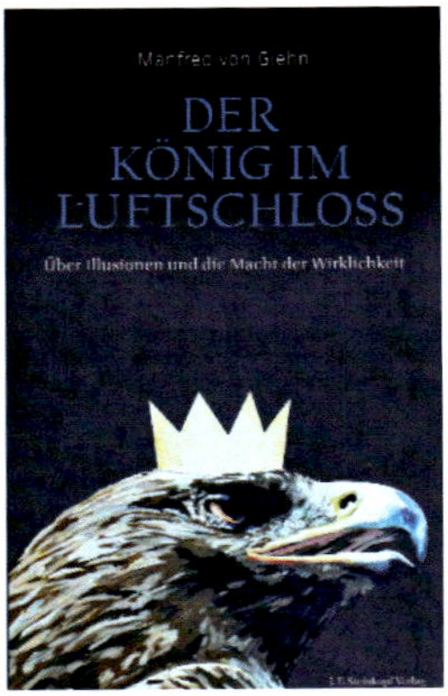

Der König im Luftschloss

Über Illusionen und die Macht der Wirklichkeit

Antoine de Tounens (1825-1878) war selbsternannter König des Fantasiereichs *Araukanien und Patagonien* in Südamerika. Seine Biografie wurde oft publiziert. Diese Erzählung thematisiert Tounens Innenleben: als inneren Monolog in Korrespondenz mit der abenteuerlichen Handlung. Dabei zeigt sich eine narzisstische Neurose mit wahnhaften Zügen, die zwar große Energien freigesetzt, aber letztlich nur Misserfolge und Enttäuschungen produziert hat. Das Buch ist eine geniale Parabel auf die heute verbreitete Egomanie und Hybris.

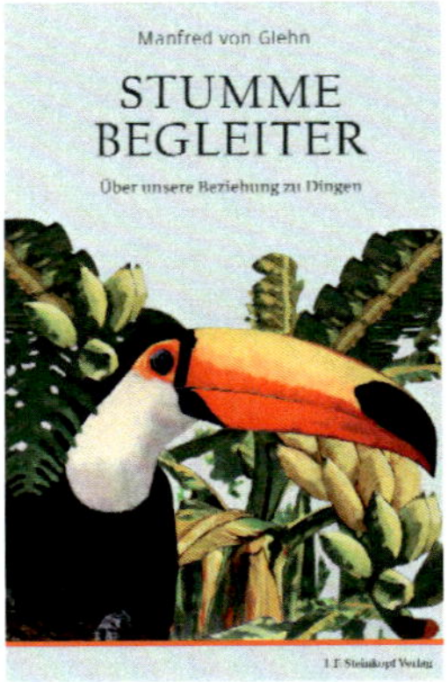

Stumme Begleiter

Über unsere Beziehung zu Dingen

Nicht nur Menschen begleiten unser Leben, sondern auch Dinge. Letztere waren *bloß Sachen*. Oder? Manfred v. Glehn haucht ihnen Leben ein. Er ist bisher 43 x umgezogen und hat viel entsorgt. Einiges davon vermisst er wie gute Freunde.
Anderes ist geblieben und begleitet ihn bis heute. Jeder Gegenstand birgt ein Geheimnis.
Das Buch rekonstruiert die Geschichten dahinter. Mit heiter-sentimentalen und traurigen Betrachtungen inspiriert es die Leser zu ganz neuer Wahrnehmung der Relikte des eigenen Lebens.

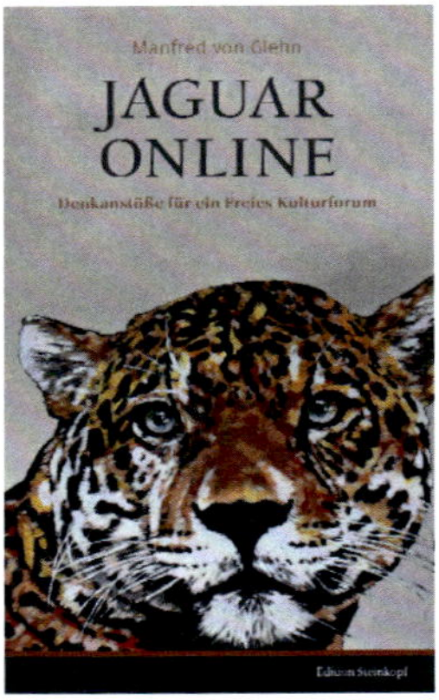

Jaguar online

Denkanstöße für ein Freies Kulturforum

Wolfgang Hardenberg stieß im Internet auf das *FKF = Freie Kulturforum* und war neugierig, worum es sich handelte. Aber das Einloggen misslang, da ein Passwort verlangt wurde. Also klickte er *Hilfe* an. Nun meldete sich *Dobermann*, der ihm beim Einloggen half. Danach lernte WH eine neue Welt und als *Jaguar* Gesprächskreise kennen, an deren Kommunikation er rege teilnahm – bis die Website nach einem Hackerangriff verschwand.
Das Buch enthält Beiträge, die vom Hackerangriff verschont blieben. Sie bewegen sich zwischen Soziologie, Belletristik, Kunst, Politik und Religion.